Johannes Kutzenberger, Arndt van Ophoven (Hrsg.)
Urologisches Management bei Diabetes Mellitus

Urologisches Management bei Diabetes mellitus

Folgeerkrankungen des Urogenitaltraktes bei
Diabetes mellitus

Herausgegeben von
Johannes Kutzenberger und Arndt van Ophoven

DE GRUYTER

Dr. med. Johannes Kutzenberger
Kliniken Hartenstein
Urologisches Kompetenzzentrum für die Rehabilitation
Department Neuro-Urologie
Günter-Hartenstein-Str. 8
34537 Bad Wildungen
E-Mail: jfkutzenberger@aol.com

Prof. Dr. med. Arndt van Ophoven
Universitätkliniken der RUB
Marien Hospital Herne
Abteilung für Neuro-Urologie
Hölkeskampring 40
44625 Herne
E-Mail: arndt.vanophoven@marienhospital-herne.de

ISBN 978-3-11-053706-2
e-ISBN (PDF) 978-3-11-053885-4
e-ISBN (EPUB) 978-3-11-053725-3

Library of Congress Cataloging-in-Publication data
A CIP catalog record for this book has been applied for at the Library of Congress.

Bibliografische Information der Deutschen Nationalbibliothek
Die Deutsche Nationalbibliothek verzeichnet diese Publikation in der Deutschen Nationalbibliographie; detaillierte bibliografische Daten sind im Internet über http://dnb.d-nb.de abrufbar.

© 2018 Walter de Gruyter GmbH, Berlin/Boston
Satz: L42 AG, Berlin
Druck und Bindung: CPI books GmbH, Leck
Einbandabbildung: SchulteProductions

www.degruyter.com

Vorwort

Der Diabetes mellitus (DM) ist eine Volkskrankheit, wobei sich dies insbesondere auf den Typ-2 bezieht, der 80–90 % der Erkrankungen ausmacht. Der DM ist eine kostspielige Erkrankung, für deren Behandlung und Therapie von Folgeerkrankungen die gesetzlichen Krankenversicherungen rund 15 Milliarden Euro pro Jahr ausgeben. Zu einem nicht unerheblichen Anteil ist der Typ-2-DM eine Lebensstilfolgeerkrankung. Übergewicht und Bewegungsmangel sind wesentliche pathogenetische Faktoren für die Entstehung dieser Erkrankung. Man geht davon aus, dass rund 10 % der deutschen Bevölkerung erkrankt sind, unter Einbeziehung einer Dunkelziffer von rund 2 Mill. Menschen. Folgeerkrankungen, die durch Mikro- und Makroangiopathie hervorgerufen werden, wie z. B. kardiovaskuläre Komplikationen, die diabetische Retinopathie und Nephropathie, sind auch dem interessierten Laien bekannt, ebenso auch die diabetische Polyneuropathie und die diabetische Gastroparese. Weniger gegenwärtig ist, dass auch im Bereich des Urogenitaltraktes eine Reihe von Komplikationen als Folgeerkrankung des Diabetes mellitus auftreten können.

Anlass zur Entwicklung dieses Buches war das Symposium „Funktionsstörungen der Blase und Harnleiter bei Diabetes" im Rahmen der Diabetes-Herbsttagung 2016 in Nürnberg. Die angeregte Diskussion und die zahlreichen Fragen der anwesenden Kolleginnen und Kollegen, überwiegend Hausärzte, ließ den Bedarf für Fortbildung zu dieser Thematik erkennen.

Das Anliegen der Herausgeber und der namhaften Autoren der einzelnen Kapitel ist es, den Kollegen, Hausärzten, Internisten, Neurologen, Urologen, Gynäkologen und allen Ärzten, die sich täglich mit der Diagnostik und Therapie des DM auseinandersetzen, Hinweise zu geben, wie drohende diabetogene Komplikationen im Bereich des Urogenitaltraktes frühzeitiger erkannt und therapiert werden können, um so Folgeschäden zu verhindern oder deren Eintreten hinauszuzögern und den betroffenen Menschen eine angemessene Lebensqualität zu ermöglichen.

Von besonderer Bedeutung ist die diabetische Nephropathie, die nach wie vor die häufigste Ursache für ein Nierenversagen und die nachfolgende Nierenersatztherapie bis hin zur Transplantation darstellt. Die Bedrohung der Nierenfunktion findet nicht nur deszendierend als Folge der Mikroangiopathie statt, sondern sie ist auch durch die nicht rechtzeitig erkannte aszendierende Schädigung infolge von diabetogenen Blasenfunktionsstörungen bedroht.

Sowohl Männer als auch Frauen leiden oft unerkannt an diabetogenen Störungen der Sexualfunktionen. Durch einfühlsame Nachfrage können Anhaltspunkte für das Vorliegen einer Sexualfunktionsstörung gewonnen werden und nach Analyse derselben Therapieangebote mit den Patienten/Patientinnen erarbeitet werden. Für Männer gibt es ein breit gefächertes therapeutisches Angebot, für Frauen gibt es weniger fundierte wissenschaftliche Erkenntnisse und Therapieoptionen. Leider war es den Herausgebern trotz intensiver Bemühungen nicht möglich, einen Expertenbeitrag zu Sexualfunktionsstörungen bei Diabetikerinnen einzuwerben. Daher wird dieses

https://doi.org/10.1515/9783110538854-101

wichtige Kapitel in Reviewform präsentiert, welche praktische Erfahrungen aus dem Klinikalltag nicht in dem gewünschten Maße widerspiegeln kann.

Zwangsläufig entwickelten sich bei der Abfassung der einzelnen Kapitel gewisse Redundanzen, die aber durch die Herausgeber bewusst in Kauf genommen wurden. In einigen Bereichen dieses Buches werden Therapie- und Dosisempfehlungen genannt, die mit größter Sorgfalt erarbeitet wurden. Das enthebt den anwendenden Arzt nicht der Verpflichtung, die Therapie gemäß den aktuellen wissenschaftlichen Erkenntnissen zu überprüfen und anzupassen.

Die Herausgeber und alle Mitwirkenden für diesen Ratgeber wünschen den Lesern, dass die dargestellten Basiskenntnisse und die diagnostischen und therapeutischen Ratschläge für den medizinischen Alltag in der Versorgung von Diabetikern hilfreich sein mögen. Für Anregungen und Verbesserungsvorschläge sind die Herausgeber stets offen und dankbar.

Herbst 2018
Johannes Kutzenberger
Arndt van Ophoven

Inhalt

Autorenverzeichnis

Dr. med. Frederic Bauer
Medizinsche Klinik I
Marien Hospital Herne
Universitätsklinikum der Ruhr-Universität
Bochum
Hölkeskampring 40
44625 Herne
E-Mail: frederic.bauer@elisabethgruppe.de
Kapitel 1

PD. Dr. med. Thomas Bobbert
Charité – Universitätsmedizin Berlin
Klinik für Endokrinologie
Diabetes und Ernährungsmedizin
Charitéplatz 1
10117 Berlin
E-Mail: Thomas.Bobbert@charite.de
Kapitel 7

Prof. Dr. med. Reinhard Fünfstück
Sophien- und Hufeland-Klinikum –
Klinikum Weimar
Henry-van-de-Velde-Strasse 2
99425 Weimar
E-Mail: r.fuenfstueck@klinikum-weimar.de
Kapitel 2

PD. Dr. med. habil. Jens Gerth
Heinrich-Braun-Krankenhaus
Klinik für Innere Medizin II
Karl-Keil-Straße 35
08060 Zwickau
E-Mail: jens.gerth@hbk-zwickau.de
Kapitel 2

Prof. Dr. med. Frieder Keller
Universitätsklinikum Ulm
Abteilung für Nephrologie / Innere Medizin 1
Albert-Einstein-Allee 23
89070 Ulm
E-Mail: frieder.keller@uniklinik-ulm.de
Kapitel 2

Prof. Dr. med. Sabine Kliesch
Klinische und Operative Andrologie
Centrum für Reproduktionsmedizin
und Andrologie
Universitätsklinikum Münster
Albert-Schweitzer-Campus 1
48149 Münster
E-Mail: kliesch@ukmuenster.de
Kapitel 4

Dr. med. Johannes Kutzenberger
Kliniken Hartenstein
Urologisches Kompetenzzentrum für die
Rehabilitation
Department Neuro-Urologie
Günter-Hartenstein-Str. 8
34537 Bad Wildungen
E-Mail: jfkutzenberger@aol.com
Kapitel 8

Dr. med. Lukas Maurer
Charité – Universitätsmedizin Berlin
Klinik für Endokrinologie
Diabetes und Ernährungsmedizin
Charitéplatz 1
10117 Berlin
E-Mail: Lukas.Maurer@charite.de
Kapitel 7

Dr. med. Christos Pelekanos
Urologischer Funktionsbereich BG
Unfallklinik Friedberger
Landstr. 430
60389 Frankfurt am Main
E-Mail: christos.pelekanos@bgu-frankfurt.de
Kapitel 3

Dr. med. Maria Schubert
Klinische und Operative Andrologie
Centrum für Reproduktionsmedizin und
Andrologie
Universitätsklinikum Münster
Albert-Schweitzer-Campus 1, D 11
48149 Münster
E-Mail: Maria.Schubert@ukmuenster.de
Kapitel 4

https://doi.org/10.1515/9783110538854-102

PD. Dr. med. Reinhold Tschada
Urologikum Ludwigshafen
Ludwig-guttmann-Str. 11
67071 Ludwigshafen am Rhein
E-Mail: Reinhold.Tschada@gmail.com
Kapitel 5

Prof. Dr. med. Arndt van Ophoven
Universitätkliniken der RUB
Marien Hospital Herne
Abteilung für Neuro-Urologie
Hölkeskampring 40
44625 Herne
E-Mail:
arndt.vanophoven@marienhospital-herne.de
Kapitel 4.2, 8

Prof. Dr. med. Timm H. Westhoff
Medizinische Klinik I
Marienhospital Herne
Universitätsklinikum der Ruhr-Universität
Bochum
Hölkeskampring 40
44625 Herne
E-Mail: timm.westhoff@elisabethgruppe.de
Kapitel 1

Prof. Dr. med. Andreas Wiedemann
Urologische Klinik Evang. Krankenhaus
Witten gGmbH
Lehrstuhl für Geriatrie der Universität Witten/
Herdecke
Pferdebachstr. 27
58455 Witten
E-Mail: awiedemann@evk-witten.de
Kapitel 6

Abkürzungsverzeichnis

AGE	advanced glycation endproducts
ACE	angiotensin converting enzyme
ADA	American Diabetes Association
ADN	autonome diabetische Neuropathie
ART	assistierte Reproduktionstechnik
ATOM	adjustable transobturatoric mesh
AUA	American Urological Association
AVK	arterielle Verschlusskrankheit
BCG	Bacillus Calmette-Guerin
BE	Broteinheit
BfArM	Bundesinstitut für Arzneimittel und Medizinprodukte
BMI	Body Mass Index
BOT	basalunterstüzte orale Therapie
BZ	Blutzucker
cAVK	arterielle Verschlusskrankheit der cerebralen Gefäße
Cc	Corpora cavernosa
CGM	continous glucose monitoring
cGMP	cyclisches Guanosinmonophosphat
CIC	clean intermittent catheterization
CKD	chronic kidney disease
CKD-EPI	chronic kidney disease epidemic collaboration
CT	konventionelle Insulintherapie
CSII	kontinuierliche subkutane Insulininfusion mittels Katheter und Pumpensystem
CV	cardiovascular risk
DAG	Diacylglycerol
DDG	Deutsche Diabetes Gesellschaft
DHT	Dihydrotestosteron
DK	Dauerkatheter
DM	Diabetes mellitus
dNBFS	diabetogene neurogene Blasenfunktionsstörung
DPP-4	Dipeptidylpeptidase-4
DRU	Digital reaktale Untersuchung
DSM	diagnostic and statistical manual of mental disorders
DTPA	Diethylentriaminpentaessigsäure
E2	Östradiol
EAU	European Association of Urology
ED	erektile Dysfunktion
eGFR	estimated GFR
ESBL	extended spectrum β-Lactamase
ESC	European Society of Cardiology
ESH	European Society of Hypertension
FSD	female sexual dysfunction
FSH	Follikel stimulierendes Hormon
GAG	Glykosaminoglykan
GFR	glomeruläre Filtrationsrate
GLP-1	Glucagon-like-peptide 1
HbA_{1c}	Langzeitparameter Blutzuckereinstellung

https://doi.org/10.1515/9783110538854-103

HIFU	hochintensiver fokussierter Ultraschall
HSDD	hypoactice sexual desire disorder
HWI	Harnwegsinfektion
ICD	International Classification of Diseases
ICT	intensivierte konventionelle Insulintherapie
IIEF	International Index of Erectile Function
IIQ	Incontinence Impact Questionnaire
ILA	interstitielle Laserablation
IPSS	internationale Prostata-Symptomen-Score
KDIGO	kidney disease initiative global outcome
KE	Kohlenhydrateinheiten
KHK	Koronare Herzkrankheit
LH	luteinisierendes Hormon
LL	Leitlinie
LUTS	lower urinary tract symptoms
MAG-3	diagnostisches Verfahren der Nuklearmedizin zur Nierenfunktionsprüfung
MAP	mitogen activated protein
MMC	Mitomycin C
mTOR	mechanistic target of rapamycin
NA/K-ATPase	Natrium-Kalium-Pumpe
NADPH	Koenzym Nicotinamidadenindinukleotidphosphat
NF-κB	nuclear factor ‚kappa-light-chain-enhancer' of activated B-cells
NI	Niereninsuffizienz
NO	Stickstoffmonoxid
NOADs	Neuere orale Antidiabetika
NPH	Neutral Protamin Hagedorn
NYHA	New York Heart Association
OAD	orales Antidiabetikum
PAS	Periodic Acid Schiff
pAVK	Periphere arterielle Verschlusskrankheit
PDE-5	Phosphodiesterase-5
PDE-6	Phosphodiesterase-6
PGE1	Prostaglandin E1
PKC	neuronale Proteinkinase C
PPAR-γ	Peroxisome Proliferator activated Receptor-γ
PSA	prostate specific antigen
RAGE	Receptors for advanced glycation endproducts
ROS	Reactive Oxygen Species
SANS	Stoller afferent neurostimulation
SEP	Somatosensible evozierte Potentiale
SGLT-2	Sodium dependent glucose co-transporter-2
SIT	Supplementäre Insulintherapie
SKAT	Schwellkörperautoinjektionstherapie
SKIT	Schwellkörer Injektionstestung
SPF	suprapubische Fistelanlage
SPRINT	Systolic Blood Pressure Intervention Trial
SU	Sulfonylharnstoffe
T1DM	Diabetes mellitus Typ 1
T2DM	Diabetes mellitus Typ 2

TESE	Testikuläre Spermiengewinnung
TGF-β	transforming growth factor beta
TOT	TVT mit Trans-Obturator-Technik
TRUS	transrektaler Ultraschall
TTK	Tagestherapiekosten
TUMT	transurethrale Mikrowellenthermotherapie
TUNA	transurethrale Nadelablation
TUR P	transurethrale Prostataresektion
TVT	Tension Free Vaginal Tape
UD	urotheliale Dysfunktion
UKPDS	United Kingdom Prospective Diabetes Study

1 Pathogenese – Grundlagen

Frederic Bauer, Timm H. Westhoff

1.1 Diabetische Mikro- und Makroangiopathie

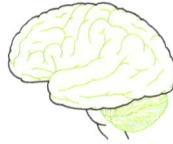

1.1.1 Grundlagen

Die klinisch bedeutsamsten und prognostisch entscheidenden diabetischen Spät-folgen sind allesamt auf pathologische Gefäßveränderungen zurückzuführen, welche sich als Mikro- bzw. Makroangiopathie äußern. Unter „Mikroangiopathie" versteht man Veränderungen im Bereich der Kapillaren bis Arteriolen. Veränderungen in größeren Gefäßen werden als „Makroangiopathie" bezeichnet (Abb. 1.1). Die mikro-vaskulären Komplikationen mit ihren diabetestypischen morphologischen Verände-rungen an den Kapillaren manifestieren sich an Augen, Nieren und Nerven, makro-angiopathische Veränderungen betreffen das Herz sowie die mittleren und großen Gefäße (Tab. 1.1).

Mikroangiopathie

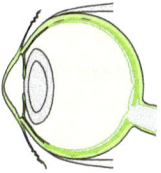

Makroangiopathie

Retinopathie

zerebrovaskuläre
Verschlusskrankheit

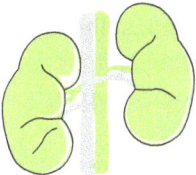

Nephropathie

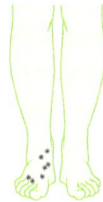

periphere arterielle
Verschlusskrankheit

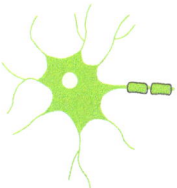

Neuropathie

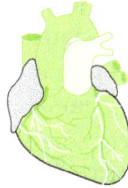

koronare Herzkrankheit

Abb. 1.1: Mikro- und Makroangiopathie.

https://doi.org/10.1515/9783110538854-001

Tab. 1.1: Mikro- und makroangiopathische Folgeerkrankungen.

Mikroangiopathie	Makroangiopathie
Retinopathie – nicht-proliferative Retinopathie – proliferative Retinopathie	Koronare Herzkrankheit (KHK)
Nephropathie – Mikro- und Makroalbuminurie – Abnahme der exkretorischen Nierenfunktion	Periphere arterielle Verschlusskrankheit (pAVK)
Neuropathie – sensomotorische Neuropathie – autonome Neuropathie	Arterielle Verschlusskrankheit der cerebralen Gefäße (cAVK)

Während die Mikroangiopathie diabetesspezifisch ist, fußt die Makroangiopathie neben der Hyperglykämie auf den sich synergistisch beeinflussenden Risikofaktoren des metabolischen Syndroms. Die Pathophysiologie der Gefäßveränderungen der beiden Entitäten wird unter Punkt 1.1.2 ausführlich dargestellt. Im Zeitalter der evidenzbasierten Medizin stellen sich an dieser Stelle zwei klinisch relevante Fragen:

1. Wie gut ist der Zusammenhang zwischen diabetischer Stoffwechsellage und den beiden Schädigungsmustern belegt?
2. Wie gut ist der präventive Effekt einer Verbesserung des Blutzuckers für Typ-1- und Typ-2-Diabetes belegt?

Der kausale Zusammenhang zwischen Hyperglykämie und der Entstehung der Mikroangiopathie wurde für Typ-1-Diabetiker in der DCCT-Studie belegt, in der eine intensivierte Insulintherapie (mind. 3 Insulininjektionen pro Tag bzw. Insulinpumpe) mit einem medianen HbA_{1c} von 7,2 % gegenüber einer konventionellen Insulintherapie (1–2 Injektionen täglich, HbA_{1c} 9,1 %) das Risiko der Entwicklung (Primärprophylaxe) sowie die Progression einer bestehenden Mikroangiopathie (Sekundärprophylaxe) signifikant senkte [1].

Auch für Typ-2-Diabetiker belegen Metaanalysen, dass eine verbesserte Glukoseeinstellung das Risiko mikrovaskulärer Komplikationen signifikant reduziert [2,3]. In der United Kingdom Prospective Diabetes Study (UKPDS) wurde durch eine intensivere Therapie eines neu diagnostizierten Typ-2-Diabetes eine 25 %-ige Risikoreduktion (p = 0,001) von mikrovaskulären Erkrankungen erzielt [4,5].

Hinsichtlich der Makroangiopathie konnte für Typ-1-Diabetiker in der DCCT-Studie nach 6,5 Jahren Follow-up nur ein nicht-signifikanter Trend (p = 0,08) in der Reduktion kardiovaskulärer Ereignisse gezeigt werden. In einer Follow-up Observationsstudie konnte jedoch trotz Therapie- und HbA_{1c}-Angleichung nach insgesamt 17 Jahren Nachbeobachtung in der initial über 6,5 Jahre intensiv behandelten Gruppe eine Risikoreduktion um 42 % für alle kardiovaskulären Ereignisse (p = 0,02) und um

57 % (p = 0,02) für schwere kardiovaskuläre Ereignisse (nichtfataler Myokardinfarkt, Schlaganfall oder Tod durch kardiovaskuläre Erkrankung) gezeigt werden [6]. In der jüngsten Veröffentlichung dieser Observationsstudie nach der bemerkenswerten Nachbeobachtungszeit von 27 Jahren zeigte sich zudem eine signifikante Reduktion der Gesamtmortalität (HR 0,67; p = 0,045) in der intensiviert behandelten Gruppe [7].

Der Begriff „glykämisches Gedächtnis" beschreibt das hier angedeutete Phänomen, dass die Auswirkungen der Qualität der Diabetestherapie nach Erstmanifestation bis in die folgenden Jahrzehnte reichen. Schlussfolgernd sollte eine individuell bestmögliche Therapie so frühzeitig wie möglich durchgeführt werden, um das Risiko von mikro- und makrovaskulären Komplikationen zu reduzieren. Bei Diabetikern mit langer Krankheitsdauer und manifesten Folgeerkrankungen lässt sich durch eine strengere Blutzuckereinstellung meist keine relevante kardiovaskuläre Risikoreduktion erreichen, hier ist die optimale Behandlung der anderen Risikofaktoren mit einem größeren Nutzen versehen (Abb. 1.2).

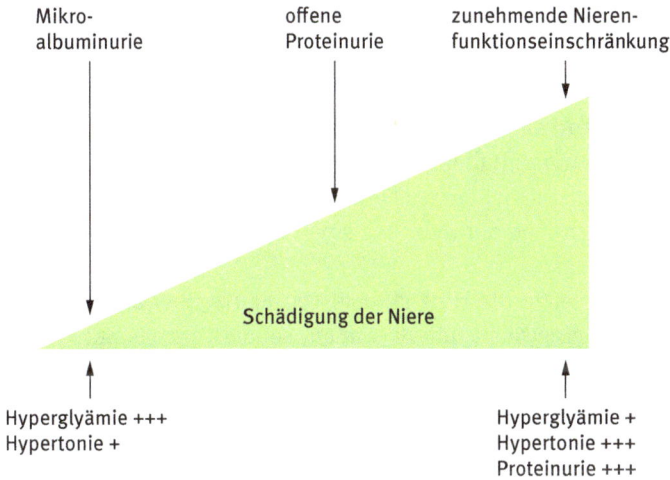

Abb. 1.2: Einfluss progressionsfördernder Faktoren im Verlauf der diabetischen Nephropathie.

Für Typ-2-Diabetiker ist der Nutzen einer intensivierten Therapie hinsichtlich der Vermeidung makrovaskulärer Komplikationen durch Studien nicht eindeutig belegt. Auch wenn epidemiologische Daten und Metaanalysen eine Korrelation zwischen Hyperglykämie und kardiovaskulären Erkrankungen nahelegen, sind die Daten der Interventionsstudien uneinheitlich. Drei größere Studien (VADT, ACCORD, ADVANCE) an Patienten mit lange bekanntem Diabetes konnten keine Verbesserung kardiovaskulärer Ereignisse durch eine normnahe Blutzucker-Einstellung belegen [8–10]. Auf der anderen Seite konnte in UKPDS bei den neu diagnostizierten Diabetikern ein Nutzen der intensiveren Therapie nachgewiesen werden, allerdings bei insgesamt suboptimaler Therapie anderer kardiovaskulärer Risikofaktoren und mit längerer

Nachbeobachtung. Zur Vermeidung makrovaskulärer Komplikationen wird zusammengefasst ein multifaktorieller Ansatz empfohlen, der neben der Glukosekontrolle die Behandlung der anderen kardiovaskulären Risikofaktoren einschließt.

Die HbA_{1c}-Zielwerte der heutigen Diabetestherapie werden individuell festgelegt abhängig von der Neigung des Patienten zu Hypoglykämien, Krankheitsdauer, Lebenserwartung, wesentlichen Komorbiditäten, manifesten vaskulären Komplikationen sowie Patientenmotivation und seiner zur Verfügung stehenden Ressourcen bzw. Unterstützung. Während der junge, sonst gesunde Patient mit Erstmanifestation in den unteren Zielbereich (HbA_{1c} 6,5 %) behandelt wird, können für ältere und langjährige Diabetiker Werte um 7,5 % ausreichend sein. Für multimorbide Patienten mit kurzer Lebenserwartung steht sogar manchmal aus diabetologischer Sicht nur noch die Vermeidung von Blutzucker-Entgleisungen im Vordergrund.

Die 2015 veröffentlichte EMPA-REG-OUTCOME-Studie untersuchte an über 7.000 Typ-2-Diabetikern mit kardiovaskulärem Hochrisikoprofil (bekannte kardiovaskuläre Erkrankung) die Nicht-Unterlegenheit von Empagliflozin hinsichtlich kardiovaskulärer Endpunkte gegenüber der „Standard-of-Care"-Therapie. Empagliflozin wird als orales Antidiabetikum eingesetzt und wirkt als SGLT2-Inhibitor vornehmlich im Bereich der proximalen Nierentubuli. Durch die Hemmung des Natrium-Glukose-Cotransporters 2 wirkt das Medikament der tubulären Glukose-Rückresorption über diesen Transporter entgegen und entfaltet seine glukosurische Wirkung, vorausgesetzt die glomeruläre Filtrationsrate ist ausreichend hoch (idealerweise über 60 ml/Min./1,73 m²). Positive Eigenschaften der Substanz sind der Kalorienverlust und die niedrige Gefahr für Hypoglykämien.

In der EMPA-REG-Studie zeigte die Hinzunahme von Empagliflozin gegenüber der Kontrollgruppe nicht nur eine Nicht-Unterlegenheit, sondern bereits nach einer medianen Nachbeobachtungszeit von 3,1 Jahren eine signifikante Reduktion des Risikos für kardiovaskulären Tod um 38 % (HR 0,62; p < 0,001) [11]. Dabei wurde die Signifikanz des kombinierten primären Endpunkts (kardiovaskulärer Tod, nicht-fataler Myokardinfarkt, nicht-fataler Apoplex) von den Unterschieden im kardiovaskulären Tod getragen, die Rate an Schlaganfällen bzw. Myokardinfarkten unterschied sich nicht signifikant zwischen den Gruppen.

Die zugrundeliegenden Mechanismen können aktuell noch nicht klar benannt werden, sind jedoch sehr wahrscheinlich multidimensional, von enormer Bedeutung und Gegenstand der Forschung. SGLT2-Inhibitoren stellen somit für das entsprechende Patientenkollektiv eine potente neue Therapieoption dar, weitere Studien sowie die Erweiterung der Indikation könnten schon bald folgen.

Die Veröffentlichung der entsprechenden Outcome-Studie mit Dapagliflozin (DECLARE) wird 2019 erwartet.

Trotz des nachgewiesenen Zusammenhangs zwischen Hyperglykämie und pathologischen Gefäßveränderungen variieren die klinischen Organschädigungen sehr stark. Manche Patienten erleiden trotz guter Stoffwechselkontrolle frühzeitig Komplikationen, andere dagegen sind trotz schlechter Blutzucker-Einstellung weniger stark oder später betroffen. Auch korrelieren die einzelnen Spätfolgen im Individuum schlecht miteinander, so dass hier neben genetischen Prädispositionen auch Umweltfaktoren und andere Metabolite eine bedeutende Rolle zu spielen scheinen. Die Rolle des genetischen Hintergrunds wurde 1989 erstmals beschrieben [12].

Des Weiteren gibt uns die Überwachung der Diabeteseinstellung anhand des HbA_{1c} nur einen unvollständigen Einblick in die Blutzuckerkontrolle, so dass auch andere Faktoren wie beispielsweise stark schwankende Blutzuckerwerte mitverantwortlich sein könnten.

1.1.2 Pathophysiologie

Die unphysiologische Hyperglykämie als Ausdruck des Diabetes mellitus führt zu einer Vaskulopathie; der kausale Zusammenhang ist insbesondere für die Mikroangiopathie gut belegt. Von den resultierenden Durchblutungsstörungen sind die arteriellen Gefäße betroffen mit entsprechenden Folgen an den nachgeschalteten Organen.

Durch die Hyperglykämie kommt es zu Veränderungen an den Endothelzellen, glatten Gefäßmuskelzellen, der Adventitia sowie den Perizyten im Bereich der kleinen Gefäße (Abb. 1.3).

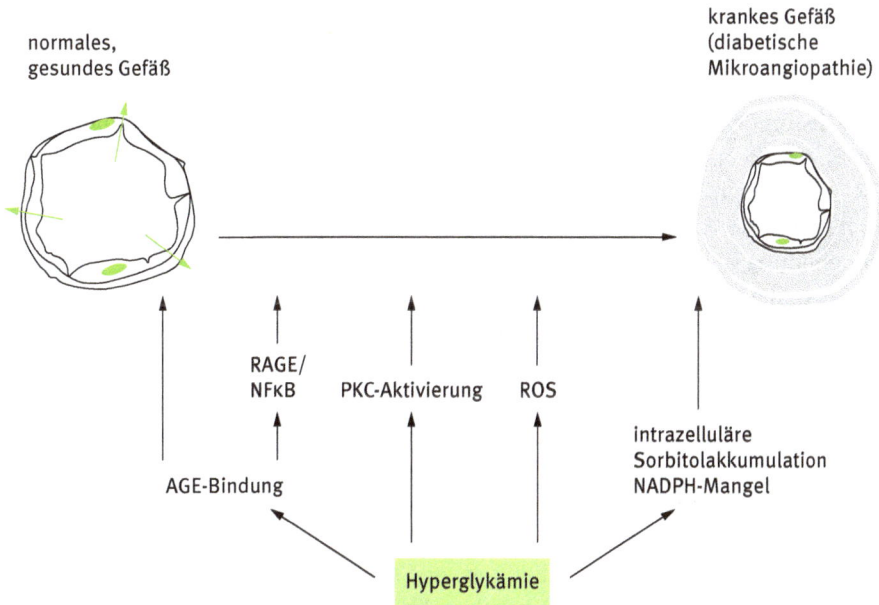

Abb. 1.3: Pathophysiologie der diabetischen Mikroangiopathie.

Typische morphologische Gemeinsamkeiten der mikroangiopathischen Folgeerkrankungen sind Zellverlust und eine Verdickung der Basalmembran. Dies hat eine erhöhte Gefäßpermeabilität zur Folge, was sich zum Beispiel im Bereich der Nieren durch die Abnahme des negativ geladenen Heparansulfats erklärt. Dies führt dazu, dass das negativ geladene Albumin nun durch die Filtrationsbarriere nicht mehr komplett zurückgehalten wird. Die klinische Manifestation der Mikroalbuminurie lässt sich einfach nachweisen und diagnostisch nutzen.

Die Apoptose von Endothelzellen und Perizyten hat ein Absterben von kleinen Gefäßen zur Folge. Diese Gefäßrarefizierung ist für die Pathogenese der diabetischen Organschädigung von großer Bedeutung. Ein typisches Beispiel ist die diabetische Retinopathie mit der Folge der Neovaskularisation als Antwort auf den Ischämiereiz. Die sich hieraus entwickelnde Komplikation der proliferativen Retinopathie ist gekennzeichnet durch die Eigenschaft der Gefäßneubildungen zur präretinalen Ausbreitung mit der Gefahr für Einblutungen. Diese werden resorbiert, es kommt zur Narbenbildung, Schrumpfung und konsekutiv zur Gefahr der Netzhautablösung.

Darüber hinaus scheint eine Umwandlung von Perizyten in Fibroblasten möglich mit der Konsequenz einer Fibrose der Gefäßwand und des umliegenden Interstitiums.

Die genauen molekularen Mechanismen, die zu den Veränderungen an den Gefäßzellen führen, sind nicht komplett verstanden. Auf die wesentlichen beschriebenen Wege der Zellschädigung soll im Folgenden kurz eingegangen werden.

Die pathologische Hyperglykämie führt zu einer nicht-enzymatischen Glykosilierung von Proteinen. Hierdurch entstehen irreversible Verbindungen, die sogenannten „advanced glycation endproducts" (AGE), wodurch Oberflächenmoleküle, aber auch intrazelluläre Enzyme und Strukturproteine in ihren Funktionen gestört werden mit der Folge gestörter Stoffwechselwege.

AGEs binden zudem an sog. „Receptors for advanced glycation endproducts" (RAGE), welche auf fast allen Zellen der Gefäßwand sitzen und unter anderem über NF-κB eine schädliche Signalkaskade aktivieren mit der Folge einer lokalen Inflammation. Die Folge der Inflammation ist unter anderem eine atherosklerotische Plaquebildung [13].

Ein weiterer gut untersuchter Mechanismus der Zellschädigung resultiert aus dem alternativen Glukoseabbau bei fehlendem bzw. unzureichendem Insulinangebot im Körper. Eine erhöhte Aktivität der Aldosereduktase führt zu einer intrazellulären Sorbitolakkumulation. Der dadurch entstehende osmotische Stress hat den kompensatorischen Efflux von Myoinositol zur Folge, einem Bestandteil der membranständigen Na/K-ATPase. Die resultierende Funktionsstörung dieser führt zu einer energetischen Erschöpfung der Zelle.

Des Weiteren hat die erhöhte Aldosereduktase-Aktivität einen Mangel an NADPH zur Folge, welches wiederum zur Bildung von Stickstoffmonoxid (NO) und Regeneration des essentiellen Antioxidans Glutathion benötigt wird. Die Folge sind die Bildung von zytoplasmatischen Sauerstoffradikalen, welche die Zellfunktion beeinträchtigen.

Der Gukoseexzess führt zu einem vermehrten Anfall von Diacylglycerol (DAG), welches die neuronale Proteinkinase C (PKC) aktiviert. Bei Hyperglykämie scheinen spezielle Isoformen für mikro- und makrovaskuläre Schäden verantwortlich.

Ein weiterer wichtiger pathophysiologischer Mechanismus scheint der oxidative Stress durch hochreaktive Sauerstoffradikale (ROS) zu sein. Bei Diabetikern wird eine Dysbalance zwischen der ROS-Bildung und endogenen antioxidativen Abwehrmechanismen mit der Folge eines vermehrten Auftretens von ROS vermutet. ROS-bildende NADPH-Oxidasen liegen auch in Gefäßzellen vor und werden durch das diabetische Milieu stimuliert.

Die sich aus den oben genannten Mechanismen ergebenden kausalen Therapieansätze scheiterten bisher, da ihre vielversprechenden Ergebnisse aus dem Tiermodell nicht in Studien am Menschen bestätigen werden konnten bzw. die Therapie zu nebenwirkungsreich war. Beispielhaft seien die Aldoseredukatse-Hemmer erwähnt, PKC-β-Inhibitoren oder auch Aminoguanidine, die die AGE-Formation verhindern.

1.1.3 Folgeerkrankungen und Screening

Im Folgenden sollen einige Aspekte der diabetischen Folgeerkrankungen kurz angerissen werden.

1.1.3.1 Diabetische Retinopathie

Die diabetische Retinopathie ist die häufigste Erblindungsursache der erwerbsfähigen Bevölkerung in den Industrienationen [14], ca. 2 % aller Diabetiker erblinden. Sie ist zudem die häufigste mikrovaskuläre Folgeerkrankung bei Diabetikern. Die Diagnose ist im Rahmen einer ophthalmologischen Untersuchung des Augenhintergrunds bei erweiterter Pupille einfach möglich, dabei werden 4 Stadien unterschieden: Die nicht-proliferative Retinopathie im Stadium „mild", „mäßig" oder „schwer" sowie die proliferative Retinopathie. Die stadiengerechte Therapie schließt als spezifische Maßnahmen die Laserkoagulation sowie intravitreale Injektionen von Medikamenten ein. Typ-2-Diabetiker sollten direkt nach der Erstdiagnose ophthalmologisch vorgestellt werden, da hier häufig bereits eine diabetische Retinopathie vorliegt. Es handelt sich explizit nicht um ein Spätsyndrom, jedoch verläuft die Erkrankung anfänglich zunächst asymptomatisch. Die Zeitintervalle bis zur nächsten Untersuchung werden abhängig vom Befund durch den Augenarzt festgelegt. Typ-1-Diabetiker sollten 1-mal jährlich vorgestellt werden ab dem 5. Erkrankungsjahr bzw. ab Lebensalter > 11 Jahre. Die weiteren Intervalle werden vom Augenarzt je nach Befund angepasst.

1.1.3.2 Diabetische Nephropathie

Auf die diabetische Nephropathie wird in Kap. 2 detaillierter eingegangen. Sie ist der häufigste Grund für die terminale Niereninsuffizienz in Deutschland.

Screening: Einmal jährlich auf Albuminurie untersuchen.

1.1.3.3 Diabetische Polyneuropathie

Auf die diabetische Polyneuropathie wird in Kap. 1.2 detaillierter eingegangen.

Screening: Ab Diagnosestellung einmal jährlich mittels neurologischer Untersuchung, z. B. Stimmgabeltest.

1.1.3.4 Koronare Herzkrankheit (KHK)/Arterielle Verschlusskrankheit (pAVK)/Arterielle Verschlusskrankheit der hirnversorgenden Gefäße (cAVK)

Diabetiker entwickeln deutlich häufiger als die Allgemeinbevölkerung eine Atherosklerose mit den Folgen wie KHK, Apoplex oder pAVK. Das kardiovaskuläre Risiko von Diabetikern ist deutlich erhöht (2–4-fach) und Haffner et al. konnten zeigen, dass das Risiko, einen Herzinfarkt zu erleiden, für einen Diabetiker ohne vorherigen Infarkt so hoch ist, wie das eines Nicht-Diabetikern mit stattgehabtem Herzinfarkt [4]. Akute kardiovaskuläre Ereignisse sind für fast drei Viertel aller Todesursachen bei Diabetikern verantwortlich. Insbesondere vor dem Hintergrund der diabetischen Polyneuropathie ist zu berücksichtigen, dass kardiale Ischämien häufig asymptomatisch verlaufen können. Die Nationale Versorgungsleitlinie empfiehlt, Menschen mit Typ-2-Diabetes mindestens alle ein bis zwei Jahre auf vaskuläre Risiken (Hypertonie, Raucherstatus) zu untersuchen. Darüber hinaus sollen Lipide und Kreislaufparameter (Blutdruckmessung sowie Pulsmessung an verschiedenen Orten) kontrolliert und ggf. eine Mikroalbuminurie ausgeschlossen werden (korreliert mit KHK). Die therapeutischen Ansätze bei vorliegender kardiovaskulärer Erkrankung umfassen neben der klassischen KHK-Medikation eine optimale Diabetes-, Hypertonie- und Lipideinstellung sowie Nikotinkarenz. Seit der EMPA-REG-OUTCOME-Studie liegen für dieses Patientenkollektiv beeindruckende Daten für eine SGLT2-Inhibtion vor. Diabetiker mit stabiler Mehrgefäß-KHK profitieren im Falle einer Revaskularisation eher von der Bypass-Operation als von der perkutanen Koronarintervention [15].

1.2 Diabetische Polyneuropathie

1.2.1 Grundlagen und Epidemiologie

Die diabetische Neuropathie ist eine typische und häufige Komplikation des Diabetes mellitus. Ihre Ätiologie ist multifaktoriell und nur zum Teil verstanden, entsprechend fehlen bis heute kausale Therapieansätze jenseits der optimalen Blutzuckereinstellung und Behandlung anderer kardiovaskulärer Risikofaktoren. Die individuellen und gesundheitsökonomischen Folgen der Erkrankung sind nur zu erahnen: Etwa jeder zweite Diabetiker (Prävalenz in Deutschland ca. 6,5 Millionen) wird im Laufes seines Lebens eine diabetische Neuropathie entwickeln [16].

Die häufigste Form ist die distale symmetrische sensomotorische Polyneuropathie (etwa ⅔ der Fälle, also ca. jeder dritter Diabetiker ist im Laufe seines Lebens betroffen) mit dem klassischen Verteilungsmuster an den distalen Abschnitten der unteren Extremitäten (strumpfförmig) und den Folgen des diabetischen Fußsyndroms bis hin zu Amputationen. Jedoch sind unterschiedliche klinische Verlaufsformen möglich inklusive der Beeinträchtigung autonomer Nervenfasern als kausaler Faktor urogenitaler Erkrankungen. Verschiedene Klassifikationsformen sind gebräuchlich, eine mögliche Einteilung zeigt Tab. 1.2.

Tab. 1.2: Klassifikation der diabetischen Polyneuropathien.

Symmetrische Polyneuropathien	Fokale / Multifokale Neuropathien
Distale sensomotorische Polyneuropathie	Kraniale Neuropathien
Small fibre neuropathy	Thorakoabdominale Radikulopathien
Akute schmerzhafte Polyneuropathie	Fokale Neuropathien der Extremitäten
Autonome Neuropathie	Proximale Neuropathien

Die diabetische Neuropathie betrifft vordergründig die sensiblen Nervenfasern des peripheren Nervensystems und führt einerseits zu positiven sensorischen Symptomen wie Schmerzen oder Parästhesien, andererseits zu negativen sensorischen Symptomen wie Taubheitsgefühl oder Hypalgesie. Die gestörte sensorische Verarbeitung kann eine Allodynie (Schmerzempfindung auf nicht-schmerzhafte Reize) und Hyperalgesie (übermäßige Schmerzempfindlichkeit) zur Folge haben. Insgesamt betrifft die schmerzhafte Polyneuropathie ca. jeden sechsten Diabetiker [17]. Eine Störung der motorischen Nervenfasern ist aufgrund anatomischer und physiologischer Unterschiede seltener, die Klinik motorischer Schwäche daher eher spät und bei schweren Verlaufsformen zu beobachten.

Die autonome Polyneuropathie als Unterform der symmetrischen Polyneuropathien ist eine häufig unterschätzte Folgeerkrankung. Die Angaben zur Prävalenz schwanken stark aufgrund der unterschiedlichen Definitionen, Diagnosekriterien und Testverfahren. Allerdings zeigen Studien, dass bei Diabetikern die kardiovaskuläre autonome Neuropathie mit einem erhöhten Mortalitätsrisiko assoziiert ist [18]. Neben dem kardiovaskulären System kann grundsätzlich jedes autonom innervierte Organ betroffen sein, im Bereich des Urogenitaltraktes sind dies die diabetogene neurogene Blasenfunktionsstörung (Kap. 3), die erektile Dysfunktion, die retrograde Ejakulation und sexuelle Funktionsstörungen der Frau (Kap. 4). Exemplarisch seien jenseits des Urogenitalsystems an dieser Stelle die diabetische Magenentleerungsstörung mit der Maximalvariante der diabetischen Gastroparese sowie die kardiale und vaskuläre Dysregulation genannt. Letztere zeichnet sich z. B. durch die sog. „Frequenzstarre" bei Orthostase und körperlicher Belastung aus und führt in Synergie mit der Regulationsstörung des Vasotonus zu einem erhöhten Synkopenrisiko.

1.2.2 Aufbau des peripheren Nervensystems

Zum peripheren Nervensystem gehören die Hirnnerven, die Spinalnerven sowie das enterische Nervensystem. Neuronen bestehen aus einem Zellkörper mit seinen Zellfortsätzen (Axon bzw. Dendriten) sowie den Gliazellen, hauptsächlich den Schwann-Zellen. Efferente Axone transportieren Informationen vom zentralen Nervensystem zu Muskeln und Drüsen, afferente Axone von peripheren sensorischen Rezeptoren zum ZNS. Myelinisierende Schwann-Zellen umwickeln Axone mehrfach (> 1 μm Durchmesser) und machen zusammen mit den Ranvier'schen Schnürringen die schnelle Erregungsleitung möglich. Es lassen sich nach Durchmesser und Leitungsgeschwindigkeit in abnehmender Reihenfolge folgende Fasertypen differenzieren: Aα-, Aβ-, Aγ-, Aδ-, B-, C-Fasern.

Nicht myelinisierte Axone (< 1 μm Durchmesser, C-Fasern) verlaufen in einfachen Falten von Gliazellen. Diese übertragen die Informationen des autonomen Nervensystems sowie die afferenten Informationen zu Temperatur und Schmerzwahrnehmung bei potentiellen Gewebsschädigungen (extreme Temperatur, mechanische Kräfte, Chemikalien). Myelinisierte afferente Fasern vermitteln Lageempfinden, Berührung und Vibration.

Die Versorgung der Axone stellt eine Herausforderung für das periphere Nervensystem dar, zumal diese eine Länge von über 1 Meter erreichen können.

Studien legen nahe, dass die ersten Zeichen der diabetischen Neuropathie an unmyelinisierten C-Fasern auftreten [19], und es ist anzunehmen, dass die erhöhte Empfindlichkeit der C-Fasern ein Resultat der fehlenden Myelinisierung durch Schwann-Zellen ist, da hierdurch die protektive und ernährende Unterstützung nicht gegeben ist. Folglich sind zunächst die kleinen C-Fasern betroffen, gefolgt von größeren sensorischen Fasern und zuletzt den Motoneuronen.

Außerdem ist erwähnenswert, dass die sensorischen Nervenzellen im Spinalganglion außerhalb der Blut-Hirn-Schranke liegen und den systemischen metabolischen und hypoxischen Stressfaktoren im Rahmen der Stoffwechselentgleisung bei Diabetes mellitus ausgesetzt sind, wohingegen die Motoneurone im Vorderhorn des Rückenmarks durch die Blut-Hirn-Schranke geschützt werden.

Diese beiden Aspekte könnten zumindest teilweise erklären, weshalb sich die metabolischen Folgen des Diabetes mellitus primär am sensorischen Nervensystem manifestieren. Die ersten klinischen Folgen der primär betroffenen kleinen Fasern (im Fall der small fibre neuropathy isoliert befallen) sind oftmals schmerzhafte oder brennende Dysästhesien. Da Lageempfinden, Vibration, Muskelreflexe und -kraft als objektivierbare Kriterien häufig kaum eingeschränkt sind, ist die Diagnose dieser Art der Polyneuropathie schwierig.

1.2.3 Pathophysiologie

Die Dauer und das Ausmaß der Hyperglykämie sind zwar die wesentlichen Risikofaktoren für die Entwicklung einer diabetischen Neuropathie, allerdings konnte erst 1993 in einer randomisiert-kontrollierten Studie gezeigt werden, dass eine strenge Blutzuckereinstellung die diabetische Neuropathie bei Typ-1-Diabetikern positiv beeinflussen kann [1]. Für Typ-2-Diabetiker ist die Datenlage weniger einheitlich und es ist wahrscheinlich, dass die einzelnen Komponenten des metabolischen Syndroms das Auftreten bzw. Fortschreiten der diabetischen Neuropathie fördern.

Die Pathogenese der Erkrankung ist nicht zuletzt deshalb multifaktoriell. Sie ist als Kombination aus Axonopathie, Demyelinisierung (im angelsächsischen Sprachraum treffender als „Schwanopathie" bezeichnet) und Mikrovaskulopathie zu verstehen, deren komplexe Ursachen nur teilweise verstanden sind.

Auf die gängigsten pathophysiologischen Mechanismen, welche die Hyperglykämie als Ursprung haben, soll im Folgenden kurz eingegangen werden.

Aufgrund der Hyperglykämie bei fehlendem bzw. unzureichendem Insulinangebot aktiviert der Körper den alternativen Glukoseabbau. Eine erhöhte Aktivität der Aldosereduktase führt zu einer intraneuralen Sorbitolakkumulation. Der dadurch entstehende osmotische Stress hat den kompensatorischen Efflux von Myoinositol zur Folge, einem Bestandteil der membranständigen Na/K-ATPase. Die resultierende Funktionsstörung dieser führt zu einer energetischen Erschöpfung der Nervenzellen. Des Weiteren hat die erhöhte Aldosereduktase-Aktivität einen Mangel an NADPH zur Folge, welches wiederum zur Bildung von Stickstoffmonoxid (NO) und Regeneration des essentiellen Antioxidans Glutathion benötigt wird. Die Folge sind die Bildung von zytoplasmatischen Sauerstoffradikalen, welche die Zellfunktion beeinträchtigen. Neben Sorbitol spielen auch andere Stoffwechselprodukte der Glykolyse eine pathophysiologische Rolle.

Ein weiterer gut untersuchter Mechanismus ist die nicht-enzymatische Glykosilierung von Proteinen als Folge der Hyperglykämie. Hierdurch entstehen irreversible Verbindungen, die sogenannten „advanced glycation endproducts" (AGE), wodurch die betroffenen Enzyme und Strukturproteine in ihren Funktionen gestört werden. AGEs binden zudem an oberflächliche Zellrezeptoren (RAGE), welche unter anderem über NF-κB eine schädliche Signalkaskade aktivieren.

Der Glukoseexzess führt zu einem vermehrten Anfall von Diacylglycerol (DAG), welches die neuronale Proteinkinase C (PKC) aktiviert. Dies wiederum hat mehrere schädliche metabolische Folgen: Insulinresistenz, Störung der Na/K-ATPase, Vasokonstriktion, Hypoxie und direkte Nervenzellschädigung.

Zusätzlich zu den oben genannten zellschädigenden Einflüssen sind mikrovaskuläre Veränderungen für den Untergang von Neuronen und Schwann-Zellen verantwortlich. Endoluminale Zellhyperplasie und Basalmembranverdickung in betroffenen endoneuralen Kapillaren führen zu reduziertem Blutfluss (Ischämie), in den noch nicht lumenverkleinerten Kapillaren resultiert hieraus eine erhöhte Blutflussgeschwindigkeit mit der Folge einer reduzierten Sauerstoffextraktion (Hypoxie) [20]. Die Neuropathie bildet mit der Nephropathie und Retinopathie die „Trias" der mikrovaskulären Komplikationen des Diabetes mellitus.

1.2.4 Diagnostik

Die Nationale Versorgungsleitlinie empfiehlt ein Screening auf das Vorliegen einer diabetischen Neuropathie bei Typ-2-Diabetikern zum Zeitpunkt der Diagnosestellung, bei Typ-1-Diabetikern spätestens 5 Jahre nach Diagnosestellung. Liegt keine Neuropathie vor, wird eine jährliche Wiederholung des Screenings empfohlen.

Das Screening beinhaltet eine Anamnese und klinische Untersuchung inklusive einfacher neurologischer Untersuchungen (immer bilateral): Achillessehnenreflexe, Vibrationsempfinden (mit der 128 Hz-Stimmgabel nach Rydel-Seiffer), Druck- und Berührungsempfinden (mit 10 g Monofilament).

Ist eine der drei genannten Untersuchungen pathologisch, sollte eine Basisdiagnostik beim Allgemeinmediziner, Internisten oder Diabetolgen bzw. bei Bedarf eine weiterführende Diagnostik beim Neurologen erfolgen, um eine diabetische Neuropathie zu diagnostizieren.

Verschiedene Screening-Tests stehen zur Verfügung. Der Michigan Neuropathy Screening-Test ist klinisch einfach durchführbar.

Die autonome Neuropathie ist die zweithäufigste Form nach der distal symmetrischen Polyneuropathie, geeignete Testverfahren zum Screening gibt es jedoch nicht. Die in Tab. 1.3 aufgeführten klinischen Zeichen können hinweisend sein.

Die häufigsten Differenzialdiagnosen müssen ausgeschlossen werden. Hierzu zählen Neuropathien bei Alkoholabusus, Neoplasien, pAVK, Vitamin B12- oder Folsäuremangel, Urämie, Hypothyreose sowie Medikamentennebenwirkungen.

Eine entsprechende Labordiagnostik wird als Minimalprogramm empfohlen, insbesondere bei atypischer Klinik (asymmetrischer Befall, positive Familienanamnese für Neuropathie, frühzeitige motorische Ausfälle, rasche Entwicklung und Progression trotz optimaler Blutzuckerkontrolle, Fehlen anderer mikroangiopathischer Komplikationen).

Tab. 1.3: Mögliche klinische Hinweise auf eine autonome Neuropathie.

Kardial	Ruhetachykardie, Orthostase
GI-Trakt	Reflux, Obstipation, Diarrhoe
Urogenital	Blasen- und sexuelle Funktionsstörungen
Haut	Schweißsekretionsstörung (Hypohidrose)
Diabetes	Gestörte Hypoglykämiewahrnehmung, starke BZ-Schwankungen

1.2.5 Therapie

Für Typ-1-Diabetiker konnte in der DCCT-Studie mit 1441 Diabetikern in der Primärprä-
ventionsgruppe ohne Retinopathie oder Neuropathie gezeigt werden, dass eine intensivierte Insulintherapie mit besserer HbA_{1c}-Einstellung (Median 7,2 % vs. 9,1 %) das
Auftreten einer klinischen Neuropathie um 69 % reduziert (p = 0,006). In der Patientengruppe mit bereits vorliegender Retinopathie oder Mikroalbuminurie konnte das
Auftreten einer Neuropathie nach 5 Jahren ebenfalls signifikant reduziert werden um
57 % (p < 0,001) [1]. Diese günstigen Effekte ließen sich in einer Nachbeobachtungs-
studie über weitere 8 Jahre immer noch nachweisen (hyperglykämisches Gedächtnis),
obwohl die konventionelle Behandlungsgruppe nach Ende der DCCT-Studie ebenfalls
zur intensivierten Insulintherapie angehalten wurde [21].

Für Typ-2-Diabetiker ist die Datenlage weniger eindeutig. Hier sollten neben der
optimalen Diabeteseinstellung (individuell angepasst) ein multimodales Therapie-
konzept verfolgt werden mit Lebensstilmodifikation und Optimierung aller behandel-
baren kardiovaskulären Risikofaktoren.

Weitere Ansätze der kausalen Therapie der Entstehung bzw. Fortschreiten der diabetischen Neuropathie scheiterten bisher. Die oben genannten pathophysiologischen
Mechanismen zogen entsprechende Therapieansätze nach sich, konnten jedoch ihre
vielversprechenden Ergebnisse aus dem Tiermodell nicht in Studien an Menschen bestätigen oder waren zu nebenwirkungsreich.

Die symptomatische Therapie der Neuropathie richtet sich nach den führenden
Beschwerden. So sind Antikonvulsiva (z. B. Gabapentin, Pregabalin) in der Lage, po-
lyneuropathieassoziierte Schmerzen zu reduzieren. Auf die motorischen oder sensorischen Defizite haben sie hingegen keinen Einfluss. Auf diesen Umstand sollte jeder
Patient vor Aufnahme der Therapie offen hingewiesen werden. Da für die autonome
Neuropathie keine regenerative Therapie existiert, konzentrieren sich die therapeutischen Bemühungen auf eine Symptombehandlung. So steht z. B. bei der Behandlung
der diabetischen Gastroparese eine prokinetische medikamentöse Therapie und als
Ultima ratio die Implantation eines sog. „Magenschrittmachers" im Vordergrund.

Abschließend lässt sich zusammenfassen, dass die Pathogenese der diabetischen
Angiopathien bzw. Polyneuropathie komplex und nur inkomplett verstanden ist. Die
hohe Prävalenz der Folgeerkrankungen unterstreicht die Wichtigkeit interdisziplinä-
rer Zusammenarbeit zwecks frühzeitiger Diagnostik und optimaler Therapie. Auf die
aus urologischer Sicht wichtigsten Aspekte wird in den folgenden Kapiteln detailliert
eingegangen.

Literatur

[1]   The Diabetes Control and Complications Trial Research Group, Nathan DM, Genuth S, Lachin J, et al. The effect of intensive treatment of diabetes on the development and progression of long-term complications in insulin-dependent diabetes mellitus. N Engl J Med 1993,329,977–86.

[2]   Hemmingsen B, Lund SS, Gluud C, et al. Targeting intensive glycaemic control versus targeting conventional glycaemic control for type 2 diabetes mellitus. Cochrane Database Syst Rev 2013,CD008143.

[3]   Coca SG, Ismail-Beigi F, Haq N, Krumholz HM, Parikh CR. Role of intensive glucose control in development of renal end points in type 2 diabetes mellitus: Systematic review and meta-analysis intensive glucose control in type 2 diabetes. Arch Intern Med 2012,172,761–69.

[4]   Haffner SM, Lehto S, Ronnemaa T, Pyorala K, Laakso M. Mortality from coronary heart disease in subjects with type 2 diabetes and in nondiabetic subjects with and without prior myocardial infarction. N Engl J Med 1998,339,229–34.

[5]   United kingdom prospective diabetes study (ukpds). 13. Relative efficacy of randomly allocated diet, sulphonylurea, insulin, or metformin in patients with newly diagnosed non-insulin dependent diabetes followed for three years. BMJ 1995,310,83–8.

[6]   The Diabetes Control and Complications Trial Research Group, Nathan DM, Cleary PA, Backlund JY, et al. Intensive diabetes treatment and cardiovascular disease in patients with type 1 diabetes. N Engl J Med 2005,353,2643–53.

[7]   Writing Group for the DERG, Orchard TJ, Nathan DM, Zinman B, et al. Association between 7 years of intensive treatment of type 1 diabetes and long-term mortality. JAMA 2015,313,45–53.

[8]   Abraira C, Colwell J, Nuttall F, et al. Cardiovascular events and correlates in the veterans affairs diabetes feasibility trial. Veterans affairs cooperative study on glycemic control and complications in type ii diabetes. Arch Intern Med 1997,157,181–8.

[9]   Buse JB, Bigger JT, Byington RP, et.al. Action to control cardiovascular risk in diabetes (accord) trial: Design and methods. Am J Cardiol 2007,99,21i-33i.

[10] Patel A, MacMahon S, Chalmers J, et al. Intensive blood glucose control and vascular outcomes in patients with type 2 diabetes. N Engl J Med 2008,358,2560–72.

[11] Zinman B, Wanner C, Lachin JM, et al. Empagliflozin, cardiovascular outcomes, and mortality in type 2 diabetes. N Engl J Med 2015,373,2117–28.

[12] Seaquist ER, Goetz FC, Rich S, Barbosa J. Familial clustering of diabetic kidney disease. Evidence for genetic susceptibility to diabetic nephropathy. N Engl J Med 1989,320,1161–5.

[13] Fukami K, Yamagishi S, Okuda S. Role of ages-rage system in cardiovascular disease. Curr Pharm Des 2014,20,2395–402.

[14] Watkins PJ. Retinopathy. BMJ 2003,326,924–6.

[15] Verma S, Farkouh ME, Yanagawa B, et al. Comparison of coronary artery bypass surgery and percutaneous coronary intervention in patients with diabetes: A meta-analysis of randomised controlled trials. Lancet Diabetes Endocrinol 2013,1,317–28.

[16] Tesfaye S, Boulton AJ, Dyck PJ, et al. Diabetic neuropathies: Update on definitions, diagnostic criteria, estimation of severity, and treatments. Diabetes Care 2010,33,2285–93.

[17] Abbott CA, Malik RA, van Ross ER, Kulkarni J, Boulton AJ. Prevalence and characteristics of painful diabetic neuropathy in a large community-based diabetic population in the u.K. Diabetes Care 2011,34,2220–4.

[18] Maser RE, Mitchell BD, Vinik AI, Freeman R. The association between cardiovascular autonomic neuropathy and mortality in individuals with diabetes: A meta-analysis. Diabetes Care 2003,26,1895–901.

[19] Malik RA, Tesfaye S, Newrick PG, et al. Sural nerve pathology in diabetic patients with minimal but progressive neuropathy. Diabetologia 2005,48,578–85.

[20] Goncalves NP, Vaegter CB, Andersen H, Ostergaard L, Calcutt NA, Jensen TS. Schwann cell inter-
     actions with axons and microvessels in diabetic neuropathy. Nat Rev Neurol 2017,13,135–47.
[21] Martin CL, Albers J, Herman WH, et al. Neuropathy among the diabetes control and complica-
     tions trial cohort 8 years after trial completion. Diabetes Care 2006,29,340–4.

2 Diabetische Nephropathie – was ist heute bekannt

Reinhard Fünfstück, Jens Gerth, Frieder Keller

Die Nieren erfüllen lebenswichtige Funktionen, bei der Ausscheidung von Stoffwechselprodukten und bei der Sicherung der Balance des Wasser- und Elektrolythaushaltes. Sie sind auch für verschiedene endokrine Funktionen, wie für die Bildung von Erythropoetin sowie von Renin- und Angiotensin verantwortlich. Bei der Metabolisierung des 25-Hydroxycholecalciferol in die aktive Vitamin-D-Form, das 1.25-Dihydroxycholecalciferols spielen die Nieren ebenso eine wichtige Rolle.

Die Sicherung der vielfältigen exkretorischen und endokrinen Funktionen setzt intakte glomeruläre und tubuläre Strukturen voraus. Störungen sowohl der Mikrowie auch der Makrozirkulation führen zu deletären Folgen mit Beeinträchtigungen der Nierenfunktion und einem irreparablen Verlust der Nephrone.

Die mit der Erkrankung Diabetes mellitus verbundene Nierenschädigung entwickelt sich mit metabolischen und vaskulären Fehlsteuerungen infolge des Insulinsekretionsdefizites, der Insulinresistenz, der Aktivierung verschiedenster pathophysiologischer Zellmediatoren sowie durch eine deutliche Stimulation des Renin-Angiotensin-Aldosteronsystems.

Der Begriff „Diabetische Nephropathie" umfasst alle Formen der renalen Schädigung. Dazu zählen eine Glomerulosklerose, die interstitielle Fibrose und verschiedene tubuläre Läsionen. Die klassische noduläre Glomerulosklerose (Kimmelstiel-Wilson) tritt vorwiegend bei Typ-1-Diabetes auf, während sich bei Typ-2-Diabetes am häufigsten eine diffuse glomeruläre Sklerosierung nachweisen lässt [1].

Zwischen dem Schweregrad struktureller Nierenschädigungen und dem Ausmaß der metabolischen Entgleisung besteht eine direkte Korrelation.

Abb. 2.1 und Abb. 2.2 zeigen typische histologische Befunde, die eine diabetische Nephropathie charakterisieren.

https://doi.org/10.1515/9783110538854-002

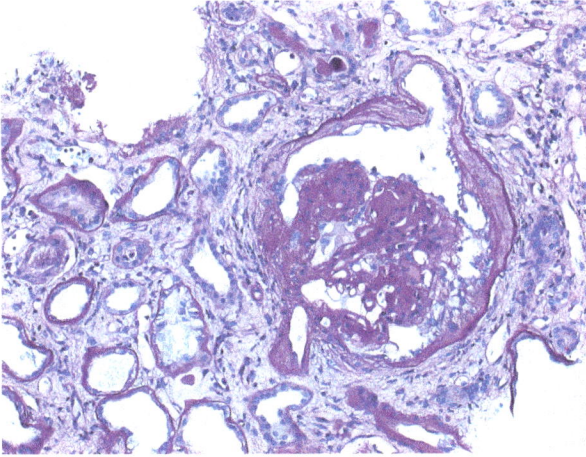

Abb. 2.1: Diabetische Nephropathie mit nodulärer und teils diffuser Glomerulosklerose. Verdickte glomeruläre Basalmembranen und abschnittsweise bindegewebig verdichtete Bowman Kapsel. In der Umgebung eine Tubulusatrophie und interstitielle Fibrose, akuter Tubulusepithelschaden und leichte interstitielle Begleitentzündung, segmentale arterioläre Wandhyalinose. PAS, ×20 (Aufnahme: Prof. Dr. Kerstin Amann, Nephropathologie der Universität Erlangen).

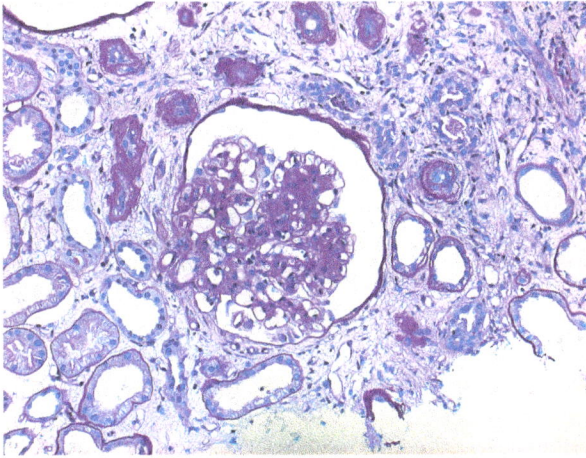

Abb. 2.2: Diabetische Nephropathie mit diffuser Glomerulosklerose und verdickte glomerulären Basalmembranen. In der Umgebung einzelne atrophe Tubuli und wenig Entzündungszellen, keine wesentliche Arteriosklerose. PAS, ×20 (Aufnahme: Prof. Dr. Kerstin Amann, Nephropathologie der Universität Erlangen).

2.1 Epidemiologische Situation

Mit dem Anstieg der globalen Prävalenz der Erkrankung Diabetes mellitus steigt gleichzeitig die Zahl der Patienten mit einer Nierenfunktionsstörung an.

Eine diabetische Nephropathie entwickelt sich bei einem Drittel der Patienten mit Diabetes mellitus [2]. Das Risiko für eine Nierenfunktionsstörung ist bei Diabetes mellitus Typ-1 und Typ-2 annähernd identisch. Im Vergleich zu Menschen ohne Diabetes mellitus findet sich bei Patienten mit Diabetes eine Nephropathie 17mal häufiger [3]. Weltweit ist die diabetische Nephropathie die Hauptursache für die terminale Niereninsuffizienz. In den USA sind allein 42 % aller Dialysepatienten von einer diabetischen Nephropathie betroffen [4]. Während nach den Berichten der QuaSi-Niere (Qualitätssicherung in der Nephrologie) vor Jahren auch in Deutschland die diabetische Nephropathie den größten Teil der Dialysepatienten ausmachte, belegen neuere Daten des „Deutschen Registers für CKD" einen Wandel [5]. Nach den Mitteilungen des Jahres 2013 sind 26 % der Patienten mit einer chronischen Niereninsuffizienz (CKD = chronic kidney disease) von einer Diabeteserkrankung betroffen [6]. Etwa 47 % aller niereninsuffizienten Patienten leiden an einer durch eine Hypertonie bedingte vaskuläre Nierenschädigung. Bei der Interpretation dieser Daten ergibt sich allerdings die kritische Frage nach der korrekten differenzierten Betrachtung dieser Mitteilungen. Grundsätzlich wird zwischen einer ausschließlich metabolisch bedingten Nierenschädigung und einer hypertensiven renalen Komplikation keine strikte Trennung erfolgen können. Aus morphologischen Befunden ergibt sich, dass bei der diabetischen Nephropathie immer eine vielschichtige Kausalität pathologischer Prozesse vorliegt.

Eine Hypertonie ist eine häufige Begleiterkrankung eines Diabetes mellitus, die für mikro- und makrovaskuläre Schädigungen mit verantwortlich ist. Etwa 80 % aller Diabetiker weisen eine Hypertonie auf, wobei eine Korrelation zwischen der Höhe des systolischen Blutdruckes und renalen Komplikationen belegt ist [7,8].

2.2 Stadieneinteilung der diabetischen Nephropathie

Die Klassifikation chronischer Nierenerkrankungen berücksichtigt die Bestimmungen der Albuminurie und die Kreatininclearance (Einschränkung der glomerulären Filtrationsrate GFR). Diese Parameter begründen auch die Nomenklatur der diabetischen Nephropathie, wie sie in den Praxisempfehlungen der Deutschen Diabetes Gesellschaft formuliert sind. In der Tab. 2.1 ist diese Stadieneinteilung wiedergegeben [9].

Tab. 2.1: Stadieneinteilung der diabetischen Nephropathie nach den Praxisempfehlungen der Arbeitsgemeinschaft „Diabetische Nephropathie" der Deutschen Diabetes Gesellschaft [9].

Stadium / Beschreibung	Albumin Ausscheidung (mg/l)	Kreatinin – Clearance (ml/min)	Bemerkungen
1. Nierenschädigung mit normaler Nierenfunktion			
a. Mikroalbuminurie	20–200	> 90	S-Kreatinin normal
b. Mikroalbuminurie	> 200		Blutdruck im Normbereich steigend oder Hypertonie Dyslipidämie, raschere Progression von KHK, AVK, Retinopathie und Neuropathie
2. Nierenschädigung mit Niereninsuffizienz (NI)			
a. leichtgradige NI	> 200	60–89	S-Kreatinin grenzwertig oder erhöht, Hypertonie, Dyslipidämie, Hypoglykämie-Neigung, rasche Progression von KHK, AVK, Retinopathie und Neuropathie, Anämie-Entwicklung, Knochenstoffwechselstörung
b. mäßiggradige NI	abnehmend	30–59	
c. hochgradige NI		15–29	
d. terminale NI		< 15	

Im Stadium 1 wird das Ausmaß der Albuminausscheidung als gering oder schwergradig („a" und „b") beschrieben; eine Beeinträchtigung der exkretorischen Nierenfunktion wird noch nicht registriert. Diese charakterisiert das Stadium 2. Entsprechend der KDIGO-Einteilung (kidney disease initiative global outcome) wird dieses Stadium in vier Gruppen („a"–„d") klassifiziert [10].

Beim Diabetes mellitus korreliert eine erhöhte Albuminausscheidung zunächst mit einer Hyperfiltration und später mit einer erniedrigten glomerulären Filtrationsrate [11].

Die Leitlinien sowohl der Deutschen Diabetes Gesellschaft (DDG) als auch die der American Diabetes Association (ADA) empfehlen neben der Bestimmung der eGFR ein jährliches Screening zur Erfassung einer erhöhten Albuminausscheidung bei allen Patienten mit Diabetes mellitus Typ-2 und bei Typ-1-Diabetikern ab dem 5. Jahr nach Diagnosestellung [12,13].

Aufgrund verschiedenster Studien und entsprechend praktisch klinischer Erfahrungen ist es wichtig, Nierenfunktionsstörungen bei Patienten mit Diabetes mellitus möglichst frühzeitig zu erfassen, um darauf basierend entsprechende therapeutische Maßnahmen festzulegen.

Grundsätzlich haben Patienten mit Diabetes mellitus und einer Nephropathie ein erhöhtes Morbiditäts- und Mortalitätsrisiko. Eine Nierenerkrankung ist ein starker Prädikator eines hohen Sterberisikos bei Patienten mit Diabetes mellitus Typ-2. In einer Metaanalyse, in der 91.842 Patientenschicksale aus 22 Studien beurteilt wurden, zeigte sich, dass Diabetiker mit einer Nierenschädigung ein Mortalitätsrisiko von 5,9 bis 8,2 % im Vergleich zu 3,3 % pro Jahr bei Patienten ohne Nephropathie aufwiesen [14]. Auch Dialysepatienten mit Diabetes haben im Vergleich zu jenen ohne Diabetes mellitus eine deutlich reduzierte Lebenserwartung.

2.3 Pathogenetische Aspekte

Die pathogenetischen Mechanismen, die zu einer diabetischen Nephropathie führen, entsprechen grundsätzlich jenen Prozessen, die auch bei anderen diabetischen mikro- und makrovaskulären Komplikationen eine Rolle spielen (Kap. 1).

Ausgehend von einer genetischen Prädisposition bestimmen metabolische und hämodynamische Faktoren die Manifestation und den Verlauf der Nierenfunktionsstörungen.

2.3.1 Genetische Faktoren

Genetische Faktoren determinieren in unterschiedlichem Maße das Risiko zur Entwicklung einer Nephropathie. Ist bereits in der Elterngeneration eines Diabetikers eine Nephropathie nachweisbar, besteht für Betroffene eine deutliche Prädisposition, ebenfalls an einer Nephropathie zu erkranken. Zwillingsstudien haben zeigen können, dass das Risiko für die Entwicklung einer diabetischen Nephropathie polygenetisch determiniert ist. Hierbei interagieren mehrere Gene über komplexe Mechanismen miteinander.

Familien mit Diabetes mellitus Typ-1 und einer Nierenfunktionseinschränkung besitzen ein vierfach höheres Risiko zur Manifestation einer diabetischen Nephropathie [15]. Die farbige Bevölkerung mit Diabetes mellitus Typ-2 soll ein fünffach höheres Risiko für die Manifestation einer Nephropathie besitzen als Kaukasier. Auch Pima-Indianer haben eine hohe Prävalenz für die Entwicklung einer diabetischen Nephropathie [16].

Polymorphismusstudien am Carnosinasegen belegen allerdings nur für bestimmte ethnische Gruppen eine Prädisposition zu einer Nierenschädigung bei Diabetes mellitus. Diese Korrelationen werden auch durch andere Cofaktoren, wie beispielsweise durch Geschlechtsmerkmale, beeinflusst [17].

Weder durch Polymorphismusstudien noch durch Genomassoziationsanalysen ist es bisher allerdings gelungen, eindeutige genetische Konstellationen zu charakterisieren.

Die Entwicklung einer diabetischen Nephropathie ist mit hoher Wahrscheinlichkeit polygenetisch determiniert.

2.3.2 Metabolische und hämodynamische Faktoren

Die pathophysiologischen Prozesse, die infolge der metabolischen Dysregulation zu irreversiblen Organstörungen führen, sind sowohl durch experimentelle Studien als auch durch klinische Beobachtungen identifiziert. Meist liegt diesen Prozessen ein enges Zusammenspiel zwischen metabolischen und hämodynamischen Veränderungen zugrunde.

Eine permanente Hyperglykämie führt zu einer erhöhten oxidativen Stress-Situation mit fatalen Folgen für die Stabilität molekularer Reaktionsabläufe sowie für die Organarchitektur und -funktion. So entwickeln sich konsekutive Alterationen des Polyol-, des Hexoseamin- und des Proteinstoffwechsels. Als unmittelbare Folge wird eine Akkumulation von „advanced glycation endproducts" (AGEs) registriert. Auf molekularer Ebene kommt es zur Fehlsteuerung von Signaltransduktionswegen, die sich in erhöhten Aktivitäten u. a. von Proteinkinase C (PKC), „mitogen activated protein" (MAP-Kinasen), von nukleären Transkriptionsfaktoren, wie NF-κB und von profibrotischen Zytokinen, wie TGF-β widerspiegeln [1].

Im frühen Stadium der Erkrankung ist zunächst eine Vermehrung extrazellulärer Matrix im juxtaglomerulären Raum zu beobachten. Die unphysiologische Hyperglykämie führt zum Verlust der negativen Ladungsselektivität der glomerulären Basalmembran und schädigt Podozyten, Mesangialzellen, Endothelzellen, Tubulusepithelien und Fibroblasten [18].

Die Schädigung der Podozyten spielt für die Progredienz der diabetischen Nierenschädigung eine wichtige Rolle. Ihre Funktionsfähigkeit wird maßgeblich durch das System des mTOR-Komplexes 1 und 2 gesteuert. mTOR ist eine Serum-/Threoninkinase, die für die Regulation zentraler Signalwege verantwortlich ist [19]. Unter den Bedingungen der Hyperglykämie wird mTOR aktiviert und bedingt Deletionen der Podozytenpopulation. Eine überschießende mTOR-Aktivierung führt zunächst zur Podozytenhypertrophie, im Weiteren zu einer Enddifferenzierung der Podozyten und schließlich zu einem Podozytenverlust. Im Ergebnis dieser Reaktionen entwickelt sich eine glomeruläre Vernarbung [20].

Die untergehenden Podozyten übernehmen damit eine Schrittmacherfunktion für eine irreversible Gewebezerstörung. Dies betrifft typische glomeruläre Veränderungen wie Mesangialzellproliferation, Verdickung der glomerulären Basalmembran und eine vermehrte Ablagerung von extrazellulären Matrixproteinen.

Diese vielschichtigen Veränderungen kennzeichnen den Zustand einer Glomerulosklerose mit Verlust exkretorischer und endokriner Funktionen. Die Tubulusabschnitte sind durch eine zelluläre Hypertrophie sowie eine Verdickung der tubulären Zellmembranen gekennzeichnet. Im Interstitium kommt es zu einer vermehrten interstitiellen Fibrose [18,19].

Hyperglykämie und oxidativer Stress sind für einen frühzeitigen Verlust der negativen Ladungsselektivität im Bereich der glomerulären Basalmembran verantwortlich. Ebenso bedingt die Destabilisierung der Schlitzmembran eine erhöhte Permeabilität der Filtrationsbarriere für Albumin und größere Proteine. Obwohl diese pathologische Situation im frühen Stadium durch eine verstärkte Reabsorption von Proteinen durch die proximalen Tubuluszellen passager kompensiert werden kann, weist in späteren Phasen der Nephropathie das Auftreten einer Proteinurie („Makroalbuminurie") auf einen manifesten diabetischen Nierenschaden hin [21].

Gleichzeitig führt der Diabetes mellitus zu einer intrarenalen Arterio-Arteriolosklerose, die maßgeblich die Aktivierung von Renin, Angiotensin und Aldosteron beeinflusst.

So kommt es beispielsweise bei einem Abfall der renalen Durchblutung zur Reninfreisetzung aus den Zellen des juxtaglomerulären Apparates. Renin ist seinerseits verantwortlich, dass das in der Leber, aber auch in vielen anderen Geweben produzierte Angiotensinogen zu Angiotensin I umgewandelt wird. Dieses bedingt dann hauptsächlich durch das Angiotensin-konvertierende Enzym („angiotensin converting enzyme", ACE) dessen Konversion zu Angiotensin II.

Angiotensin II ist ein sehr starker Vasokonstriktor und auf diesem Weg maßgeblich für eine Blutdrucksteigerung verantwortlich. Es hat darüber hinaus Effekte auf das Zellproliferationsverhalten und weist eine deutliche proinflammatorische Potenz auf [22]. Durch eine vermehrte Aldosteronfreisetzung infolge der Angiotensin II-Bildung wird die Natriumrückresorption im distalen Tubulus gesteigert und die Kaliumexkretion gefördert. Aldosteron hat weiterhin eine zentral hypertensive und prothrombotische Wirkung. Es stimuliert die Fibroblastenaktivität und fördert vaskuläre Entzündungen [23].

Insgesamt determiniert die gesteigerte Aktivität des Renin-Angiotensin-Aldosteronsystem sehr unterschiedliche molekulare und zelluläre Fehlsteuerungen, die die glomerulären Filtrationsmechanismen und tubuläre Reabsorptionsprozesse irreversibel zerstören.

Klinischer Ausdruck dieser sich in Etappen vollziehenden Nierenschädigung sind eine Albuminurie, gefolgt von einer unselektiven Proteinurie, dem Abfall der glomerulären Filtrationsrate mit Anstieg von Kreatinin, Harnstoff und anderer Urämietoxine im Serum. Das Ausmaß der Proteinurie und der Grad der Einschränkung der glomerulären Filtrationsrate kennzeichnen den Schweregrad einer diabetischen Nephropathie (Tab. 2.1).

2.4 Diagnostische Aspekte

Diagnostische Maßnahmen sollten dem Ziel dienen, in einer möglichst frühen Erkrankungsphase eine Nierenfunktionsstörung zu erfassen und den Grad der Nierenfunktionseinschränkung zu bewerten. Besonders im frühen Stadium der Nephropathie können therapeutische Interventionen effektiv sein und die Progression der Nierenschädigung verzögern. Darüber hinaus gilt es, die metabolische und hämodynamische Situation zu charakterisieren, um entsprechende Behandlungsmaßnahmen festzulegen [24].

Eine erhöhte Albuminausscheidung ist meist der erste klinische Indikator einer diabetischen Nephropathie. Der Nachweis einer Albuminurie gilt als diagnostischer Goldstandard und ist ein wichtiger Parameter zur Therapiekontrolle [25,26]. Streifenteste (Urinstix) ermöglichen eine qualitative Information im Sinne eines Urinscreenings. Zur Beurteilung des Ausmaßes einer Proteinurie ist allerdings eine quantitative Eiweißanalyse im Morgenurin oder im 24-Stunden-Sammelurin notwendig. Eine Korrelation der Proteinkonzentration im Urin auf die ausgeschiedene Kreatininmenge ermöglicht einen standardisierten Bezug unabhängig vom Urinvolumen.

Die Erfassung der glomulären Filtrationsrate (GFR) basiert auf der Bestimmung der Kreatininkonzentration im Serum. Im Gegensatz zum frühzeitigen Nachweis einer Albuminurie findet sich erst bei einer fortgeschrittenen Nierenfunktionsstörung eine Kreatininerhöhung. Die Kreatininproduktion wird durch Störfaktoren, wie dem Auf- und Abbau der Muskelmasse oder durch Ernährungsgewohnheiten beeinflusst. Für die Bewertung der exkretorischen Nierenfunktion ist deshalb die alleinige Kreatininbestimmung nicht geeignet [27]. Die Kreatininclearance, ermittelt aus dem 24-Stunden-Urin oder nach der COCKCROFT-GAULT-Formel berechnet, wird in der klinischen Praxis durch die Erfassung der „estimated GFR" (eGFR) ersetzt. Diese Formel erlaubt

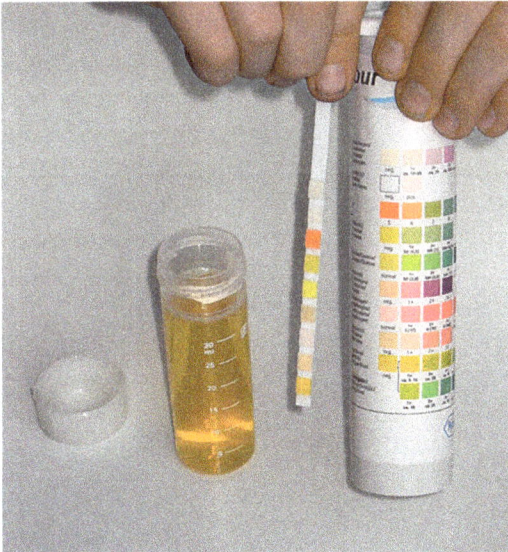

Abb. 2.3: Urin-Streifentest zum Nachweis von Markern für Strukturstörungen wie Albuminurie und Proteinurie.

Koeffizienten-freie Cockcroft & Gault Formel

$$GFR_{C\&G} \text{ (ml/min)} = \frac{150 - \text{Alter (Jahre)}}{\text{Kreatinin (µmol/l)}} \times \text{Gewicht (kg)}$$

Abb. 2.4: Die individuelle GFR kann als Kreatinin-Clearance nach Cockcroft & Gault berechnet werden.

in den meisten Fällen eine ausreichende Abschätzung der Nierenfunktion. Insbesondere die Berechnung der glomerulären Filtrationsleistung nach der CKD-EPI-Formel (Chronic Kidney Disease Epidemic Collaboration) schätzt die GFR in höheren Bereichen relativ genau ein [28]. In zunehmendem Maße wird auch die Cystatin-C-Messung zur Beurteilung der Nierenfunktion benutzt [29]. Die nuklearmedizinischen Bestimmungsverfahren, wie die MAG-3- oder DTPA-Clearance-Bestimmung sind speziellen Fragestellungen vorbehalten [30].

Für alle Analyseverfahren gilt bei deren Vor- und Nachteilen, dass die ermittelte glomeruläre Filtrationsrate ein wichtiger Indikator für eine Nierenfunktionsstörung darstellt, die sich auch in den Klassifikationskriterien widerspiegelt.

Molekulare Biomarker können die Diagnostik früher Stadien einer Nierenerkrankung verbessern. Durch sie sind beginnende Nierenschädigungen erkennbar und sie können frühzeitige Therapieentscheidungen ermöglichen [31]. Biomarker sind in der Regel Proteine, die im Urin nachweisbar sind und die im Verlauf von Nierenerkrankungen bei Diabetes mellitus in erhöhten Konzentrationen auftreten. [32]. Uromudulin, α-1-Glykoprotein, Clusterin und Progranulin stellen möglicherweise neue Indikatorproteine dar, die eine beginnende Nierenschädigung anzeigen können [33,34]. Die Erforschung derartiger Indikatoren ist für eine frühzeitige Erfassung pathologischer Veränderungen wichtig. Allerdings muss die diagnostische Relevanz neuer Biomarker durch weitere klinische Studien bestätigt werden.

Eine Nierenbiopsie zur Sicherung der Diagnose einer diabetischen Nephropathie bedarf in Kenntnis der Bedeutung der labordiagnostischen Methoden einer umsichtigen Prüfung. Sie ist bei atypischen Verläufen und zur Abgrenzung nichtdiabetischer Nephropathien indiziert. Am häufigsten in Frage kommen die fokal segmentale Glomerusklerose, eine minimal-change- oder eine IgA-Nephropathie und eine membranöse Glomerulopathie [35]. Grundsätzlich stellen ein progredienter Nierenfunktionsverlust, eine unklare Proteinurie und/oder ein nephritisches Urinsediment eine Indikation zur Nierenbiopsie dar [36]. Die Entscheidung zu dieser invasiven diagnostischen Maßnahme sollte aber stets vor dem Hintergrund therapeutischer Konsequenzen und unter Abschätzung möglicher Risiken getroffen werden.

2.5 Therapiestrategien

2.5.1 Beeinflussung der metabolischen Situation bei eingeschränkter Nierenfunktion

Eine permanente Hyperglykämie führt zu einer progredienten Nierenschädigung. Die metabolische Entgleisung basiert vorrangig auf dem Insulinsekretionsdefizit und der Insulinresistenz. Um diese metabolische Fehlsteuerung und damit verbundene Folgen, wie eine Progression der Nephropathie, zu begrenzen, sollte eine Behandlung so frühzeitig wie möglich begonnen werden.

Eine verbesserte Stoffwechsellage mit Einstellung des HbA_{1C}-Wertes zwischen 6,5 und 7 % (48–53 mmol/mol) ohne Hinweise für manifeste Komplikationen oder hypoglykämische Situationen führt bei Patienten mit Diabetes mellitus Typ-1 und Typ-2 zu einer deutlichen Senkung der mikrovaskulären Schäden [37]. Bei langjährigen Behandlungsphasen, wie es bei einem Diabetes mellitus erforderlich ist, sollten in jedem Fall mit den Betroffenen individuelle Therapieziele festgelegt werden. Problematisch wirkt sich eine rasche und intensive Absenkung des HbA_{1C}-Wertes aus, da diese Dysregulation mit einem erhöhten Mortalitätsrisiko assoziiert ist [38,39].

Metformin ist zur Therapie des Typ-2-Diabetes das Medikament der ersten Wahl. Die antihyperglykämische Wirkung besteht in einer Hemmung der endogenen Glukoseproduktion sowie in einer verbesserten Aufnahme von Glukose in die Skelettmuskulatur und in andere periphere Geweberegionen. Da bei Diabetes mellitus sowohl eine gesteigerte endogene Glukoseproduktion als auch eine verminderte Glukoseaufnahme in peripheren Gewebestrukturen vorliegt, greift eine Metformintherapie pathophysiologisch sinnvoll in diese beiden defekten Mechanismen ein. Da Metformin überwiegend renal eliminiert wird, kann es bei einer Niereninsuffizienz zur Akkumulation des Wirkstoffes kommen. Darunter verringert sich der Laktatumsatz in der Leber, was zu einem Anstieg des zirkulierenden Laktates mit dem Risiko einer metabolischen Laktazidose führen kann [40]. Da bei einer Niereninsuffizienz mit einer eGFR zwischen 30 bis 60 ml/min die Metforminkonzentration noch im therapeutischen Bereich verbleiben und die Laktatkonzentration noch nicht weiter ansteigt, wird die Gefahr für eine Laktazidose als gering eingeschätzt. Die Grenze für eine Metformintherapie wird gegenwärtig ab einem eGFR-Wert von 45 ml/min/1,73 m² festgesetzt [41]. Die Grenze für eine Metformintherapie wird gegenwärtig mit 2 × 500 mg pro Tag bis zu einer GFR von 30 ml/min gesehen. Diese Grenze beginnt sich bis GFR 15 ml/min zu verschieben wenn die Dosis auf 1 × 500 mg pro Tag reduziert wird.

Die älteren Sulfonylharnstoffderivate wie Glibenclamid, aber auch Gliquidon haben das Risiko der langanhaltenden Hypoglykämie. Neuere orale Antidiabetika (NOADs) sind die Inkretin-Mimetika. Diese bewirken, ähnlich wie Metformin, keine Gewichtszunahme und keine Hypoglykämie. Sie senken auch im Zentralnervensystem das Hungergefühl. Dazu gehören die Dipeptidyl-Peptidase Inhibitoren (DPP-4 Inhibitoren) wie Sitagliptin und die Glucagon-like Peptide Rezeptor Agonisten (GLP-1 Analoga) wie Liraglutide.

Der DPP-4 Inhibitor Sitagliptin wird normal mit 100 mg einmal am Tag gegeben, muss aber wie alle anderen DPP-4 Inhibitoren auch an die Nierenfunktion angepasst werden. Da sich die Halbwertszeit von Sitagliptin von 10 auf 28 Stunden verlängert, sollte bei GFR < 15 ml/min die Dosis auf 25 mg pro Tag reduziert werden. Der GLP-1 Analog Liraglutid ist, im Gegensatz zum Exenatide unabhängig von der Niere – aber diese Substanzen müssen subcutan verabreicht werden. DPP-4 Inhibitoren und GLP-1 Analoga haben im Vergleich zur bisherigen Insulintherapie die Sterblichkeit halbiert [42]. Eine neue Therapieoption zur Blutzuckersenkung bietet sich mit dem Einsatz der Gliflozine an (Canagliflozin, Dapagliflozin, Empagliflozin). Der Blutzucker senkende

Effekt beruht auf der spezifischen Blockade des renalen Natrium-Glukose-Ko-Transportes (SGLT-2). Dadurch entwickelt sich eine gesteigerte renale Glukoseexkretion, die zu einer Reduktion der Glukose im Blut und zu einem Absinken des HbA$_{1C}$-Wertes führt. Infolge dieses Prozesses ist eine Protektion kardialer, zerebraler und renaler Funktionen erreichbar [42].

Die Blockade der SGLT-2-Aktivität funktioniert komplett unabhängig vom Insulin und von der Funktion der Betazellen im Pankreas. Durch die gesteigerte Glukoseausscheidung führen Gliflozine zu einem positiven Einfluss auf die Insulinresistenz und auf die Stabilität der Betazellen [43]. In der „EMPA-REG-outcome-Studie" wurde durch den Einsatz des SGLT 2-Inhibitors Empagliflozin eine Verringerung des kardiovaskulären Risikos nachgewiesen [44].

Empagliflizin und Canagliflozin verhindern den Verlust der GFR, senken die Albuminurie und schützen so die Nieren [45]. Das Risiko für Ketoazidosen und die erhöhten Amputationsraten unter Canagliflozin erfordern allerdings weitere kritische Analysen und abschließende Bewertungen [46,47].

Zusätzliche Effekte betreffen die Reduktion erhöhter Blutdruckwerte, eine Abnahme des Körpergewichtes und eine Stabilisierung der Parameter des Lipidstoffwechsels. Das Hypoglykämierisiko ist im Vergleich zu anderen oralen Antidiabetika gering [47,48,49]. Gleichzeitig wurde unter Empagliflozin eine signifikant geringere Progression der Nephropathie beobachtet. Als Beweis gilt eine Verminderung der Albuminurie. Zugleich fanden sich eine Stabilisierung des Serumkreatinins sowie eine Reduktion der Mortalität. Ebenso wurde unter Empagliflozin die Notwendigkeit einer Dialysetherapie begrenzt [45]. Der Einsatz der SGLT 2-Inhibition ist eine sinnvolle Therapieoption, besonders für Fälle mit Diabetes und einem hohen kardiovaskulären und renalen Risiko [50]. Für SGLT-2 Inhibitoren wie Empagliflozin empfiehlt die European Medicines Agency statt 25 nur 10 mg zu geben. Das macht hier aber keinen Sinn, da wie für Canagliflozin gezeigt nur die höhere Dosis noch wirksam ist – analog wie Furosemid. Durch die gute Kombinierbarkeit der Gliflozine mit anderen Antidiabetika haben sich die Therapiemöglichkeiten bei Diabetes mellitus wesentlich erweitert. Das Nebenwirkungsprofil der Gliflozine betrifft infolge der vermehrten Glukosurie mögliche infektiöse Komplikationen. Bei Patienten mit rezidivierenden Harnwegsinfektionen muss daher der Einsatz dieser Medikamente kritisch geprüft werden (Kap. 6).

Bei einer manifesten Niereninsuffizienz ist die rechtzeitige Umstellung einer oralen antidiabetischen Behandlung auf eine Insulinsubstitution wichtig. In Abhängigkeit des Grades der Nierenfunktionseinschränkung ändern sich allerdings sowohl pharmakokinetische und pharmakodynamische Parameter der kurz- und langwirksamen Insuline als auch die Sensitivität der Körperzellen gegenüber Insulin. Da Insulin im Nierenparenchym abgebaut wird, verdoppelt sich seine Wirkdauer bei Niereninsuffizienz mit der Gefahr langanhaltender Hypoglykämie. Diese Erkenntnisse müssen zu veränderten Dosisfestlegungen bei Patienten mit einer Niereninsuffizienz und Diabetes führen. Deshalb ist eine kontinuierliche Titration erforderlicher Insulindosen sowohl bei kurz- und langwirksamen Insulin wie auch bei Insulinanaloga notwendig. Zu beachten ist, dass unter den Bedingungen einer Niereninsuffizienz ein erhöhtes Risiko für eine Hypoglykämie besteht; sie ist bei niereninsuffizienten Patienten nicht nur viel problematischer, sondern auch viel häufiger als eine Hyperglykämie. Dosierungsangaben zu verschiedenen oralen Antidiabetika sind in Tab. 2.2 zusammengefasst.

Tab. 2.2: Pharmakokinetik und Dosierungsempfehlungen von Antidiabetika.

	Halbwertzeit (Stunden)		Dosis (mg/Tag)	
	GFR > 60	GFR < 15	GFR > 60	GFR < 15
Metformin	4,2 h	10 h	2 × 1.000	1 × 500 (GFR 15–30 ml/min)
Pioglitazon	5,5 h (Metab: 20)	5,5 h	1 × 30	1 × 30
Sitagliptin	10 h	29 h	1 × 100	1 × 25
Saxagliptin	2,5 h	4,3 h	1 × 5	1 × 2,5
Liraglutid	13 h	14 h	1 × 1,8 sc	1 × 1,8 sc
Exenatide	1,7 h	6 h	2 × 10 µg sc	1 × 10 µg sc
Empagliflozin	8,5 (tief 48 h)	10 h (GFR 30)	1 × 10	1 × 25 (GFR 30)
Canagliflozin	13 h	17 h	1 × 100	1 × 300 (GFR 30)

Alle Therapiemaßnahmen sollten zu einer normnahen Stoffwechseleinstellung führen. Sie müssen aber dem individuellen Risiko einer hypoglykämischen Dysregulation bei den betroffenen Patienten angepasst sein. Starre Behandlungsstrategien sind bei einer Stoffwechseleinstellung obsolet. Zur Prävention einer Nephropathie müsste ein HbA_{1c}-Wert < 6,5 % (48 mmol/mol) angestrebt werden. Zur Begrenzung der Progression einer diabetischen Nephropathie ist ein Wert < 7,0 % (53 mmol/mol) ausreichend. Zur Einschränkung makroangiopathischer Komplikationen sollte der Wert unter 7,5 % (58 mmol/mol) liegen [51].

2.5.2 Blutdruckbehandlung

Die Hypertonie spielt für die Progredienz mikro- und makrovaskulärer Organkomplikationen im Rahmen eines Diabetes mellitus eine wichtige Rolle. Eine konsequente Blutdrucktherapie trägt entscheidend zur Nephropathieprotektion sowie zur Senkung der renalen und kardiovaskulären Sterblichkeit bei.

Zur Festlegung optimaler Zielblutdruckbereiche gibt es in Fachgesellschaften unterschiedliche Therapieempfehlungen und viele Diskussionen. Studien, wie der „Systolic Blood Pressure Intervention Trial" (SPRINT-Studie), die „Blood-Pressure and Cholesterol Lowering in Persons without Cardiovascular Disease" (HOPE-3-Studie) und verschiedene Metaanalysen, belegen für Patienten mit Niereninsuffizienz und Diabetes mellitus einen Vorteil eines Zielblutdruckes um 130/80 mmHg (125 bis 135 mHg systolisch) [8,52,53].

Zur Behandlung einer Hypertonie bei Diabetes sind ACE-Hemmer oder AT1-Blocker geeignet. Hinsichtlich nephroprotektiver Eigenschaften sind nach derzeitiger Studienlage beide Substanzklassen äquivalent einsetzbar. Durch die Verminderung des glomerulären Filtrationsdruckes und eine Abschwächung der profibrotischen und proinflammatorischen Effekte des Angiotensin II sowie von Aldosteron kommt es unter einer Therapie mit ACE-Hemmern oder AT1-Blockern zur Begrenzung der Progression einer Nephropathie [1,54].

Bei den meisten Patienten ist durch eine Monotherapie der angestrebte Zielwert nicht erreichbar, so dass eine zusätzliche Verordnung von Antihypertensiva anderer Stoffklassen notwendig ist. ACE-Hemmer, bei Unverträglichkeit AT1-Blocker alleine oder in Kombination mit einem langwirksamen Kalziumantagonisten oder einem Diuretikum sind geeignet und weisen additive Effekte auf die Blutdruckregulation auf. In Abhängigkeit von Begleiterkrankungen sollte die Entscheidung zur Kombination verschiedener Stoffklassen getroffen werden. Aldosteronantagonisten sind aus pathophysiologischer Sicht sinnvoll. Allerdings steigt unter dieser Therapie das Risiko bedrohlicher Hyperkaliämien. Finerenon hat mit 2 Stunden eine kürzere Halbwertszeit und kürzere Wirkdauer als Spironolakton mit 22 Stunden. Die Gefahr der Hyperkaliämie ist dadurch besser einzugrenzen; auch macht Finerenon als nicht-steroidaler Mineralokortikoid-Rezeptor-Blocker weniger Östrogenwirkung als Spironolacton.

Der Einsatz eines ACE-Hemmers in Kombination mit einem AT1-Blocker ist problematisch und sollte nicht erfolgen. Zwar reduziert die Doppelte oder sequentielle Blockade des Renin-Angiotensinsystems das Ausmaß einer Albuminurie. Nach der ALTITUDE-Studie musste aber zur Kenntnis genommen werden, dass unter dieser Kombination ein erhöhtes Risiko für Hyperkaliämien, eine akute Verschlechterung der Nierenfunktion bis zur Dialysepflichtigkeit und eine erhöhte Schlaganfallrate auftrat. Auf Grund dieser Studienerkenntnis und praktischer klinischer Erfahrungen ist die Kombination eines ACE-Hemmers mit einem AT1-Blocker nicht zu vertreten [54,55]. In den Leitlinien der European Society of Hypertension sind günstige und risikobelastete Kombinationen verzeichnet [56]. Diese Empfehlungen sind in Abb. 2.5 zusammengefasst. Grundsätzlich sollte unter der Therapie einer ACE-Inhibition, mit AT1-Blockern und vor allem bei einer Behandlung mit einem Aldosteronantagonisten die Nierenfunktion und der Kaliumspiegel im Serum kontrolliert werden. Die veränderte glomeruläre Hämodynamik, ein Kreatininanstieg und veränderte tubuläre Sekretions- und Reabsorptionsleistungen sind mit den Gefahren einer Hyperkaliämie und einem Verlust der glomerulären Filtrationsrate verbunden.

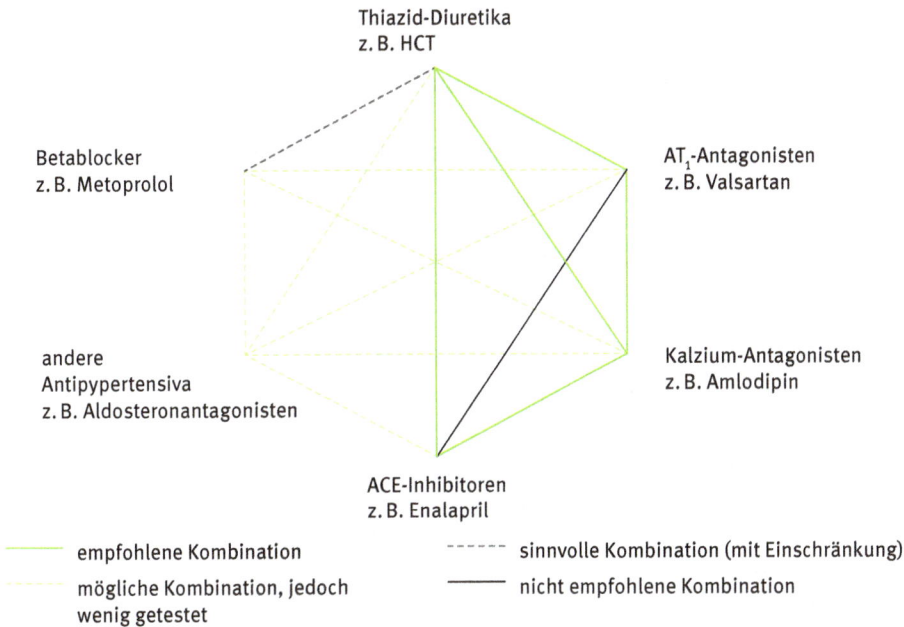

Abb. 2.5: Möglichkeiten der antihypertensiven Therapie (nach Taylor): ESH / ESC (guidelines for the managment of arterial hypertension, Eur Heart / 2013,34(28);2108–2109).

2.5.3 Diabetes mellitus und terminale Niereninsuffizienz

Im Stadium der fortgeschrittenen Niereninsuffizienz mit einer GFR < 15 ml/min kommt es im Hinblick auf die Glukosehomeostase zu einer Reihe von Störungen, die nicht nur durch die schlechter werdende Exkretionsfunktion der Nieren, sondern auch durch Funktionsstörungen des Pankreas, der Leber und der peripheren Gewebe im urämischen Milieu erklärt werden. Hierbei spielen außerdem Folgeerkrankungen der Niereninsuffizienz wie die metabolische Azidose und der sekundäre Hyperparathyreoidismus eine entscheidende Rolle.

Zu den markantesten Veränderungen müssen, infolge der terminalen Niereninsuffizienz eine verlängerte Halbwertszeit des endogenen (und ebenfalls des extern zugeführten) Insulins, eine reduzierte Glukoneogenese in den Nieren und der Leber gezählt werden. Blutglukose steigernd wirkt eine verminderte Insulinsekretion des Pankreas. Eine verstärkte Insulinresistenz ist von untergeordneter Bedeutung, da insgesamt eine instabile und eher zu Hypoglykämien neigende Stoffwechselsituation resultiert. Hierzu trägt ferner die beim Urämiker häufig nachweisbare Malnutrition und die verminderte Sekretion gegenregulatorischer Hormone wie Glukagon bei. Die genannten Veränderungen führen zum Phänomen des „burn out Diabetes" bei Dialysepatienten, in dessen Rahmen bei ca. 1/3 der Patienten die Verordnung glukosesenkender Medikamente wieder beendet werden kann [57].

Die Stoffwechseleinstellung beim nierengesunden Diabetiker orientiert sich maßgeblich am HbA_{1c}, denn dieser Wert charakterisiert die metabolische Situation in einem Zeitabschnitt. Beim terminal niereninsuffizienten Patienten können infolge einer verkürzten Erythrozytenüberlebenszeit allerdings falsch niedrige HbA_{1c}-Werte resultieren. Hierdurch wird die Stoffwechseleinstellung bei Diabetes mellitus erschwert [58].

Ferner ist zu berücksichtigen, dass in den großen Diabetes-Studien bei Typ-1- (z. B. DCCT) oder Typ-2-Diabetikern (z. B. UKPDS) der Nutzen bezüglich makro- und mikrovaskulärer Endpunkte, wie auch eine Verbesserung der Mortalität erst nach einer Erkrankungsdauer von 10 Jahren und länger nachweisbar waren. Im Gegensatz zu den in diesen Studien untersuchten wenig vorerkrankten Patienten haben Analysen an älteren, multimorbiden Patienten fast durchgehend ernüchternde Langzeitergebnisse erzielt.

Langzeitstudien zur Blutzuckereinstellung speziell bei niereninsuffizienten Patienten existieren nicht. Unter Berücksichtigung der Tatsache, dass ²/₃ der Diabetiker an der Dialyse nicht länger als 5 Jahre überleben und damit eine sehr schlechte Prognose quoad vitam aufweisen, sollten die Therapieziele von Diabetikern nach Eintritt der Dialysepflichtigkeit sehr individuell festgelegt werden [59]. Für junge Dialysepatienten, die sich auf der Transplantationsliste befinden und keine wesentliche Komorbiditäten aufweisen, sollte ein HbA_{1c}-Wert von 7–7,5 % erreicht werden. Demgegenüber erscheint bei älteren Patienten mit bereits existenten Komorbiditäten ein HbA_{1c}-Wert von 8 % ausreichend [57].

Die medikamentöse Therapie des Diabetes mellitus bei Patienten im Endstadium der Niereninsuffizienz muss veränderte pharmakokinetische Bedingungen, wie die verlängerten Halbwertszeiten der häufig zumindest partiell renal eliminierten oralen Antidiabetika, berücksichtigen. Andererseits besteht ein erhöhtes Risiko von Hypoglykämien infolge der verlängerten Insulin-Halbwertszeit [59]. Die meisten der oralen Antidiabetika sind im Terminalstadium der Niereninsuffizienz nicht mehr einsetzbar. Eine Ausnahme stellen die Glinide dar, da diese nur zu einem geringen Anteil (z. B. Repaglinid 8 %) renal eliminiert werden [60]. Auch Sitagliptin als DPP4-Hemmer kann bei terminaler Niereninsuffizienz dosisreduziert angewendet werden [61].

In Bezug auf eine Insulintherapie beim Hämodialysepatienten gelten die gleichen Regeln wie bei nierengesunden Patienten. Allerdings ist der Einsatz von langwirksamen Insulinen wegen der beschriebenen Gefahr einer Hypoglykämie kritisch. Zu bevorzugen sind mahlzeitenadaptierte Kurzzeitinsuline oder kurzwirksame Insulinanaloga. Bei einem Diabetiker mit bereits etablierter Insulinlangzeitverordnung wird am Beginn der Hämodialysetherapie eine Insulindosisreduktion um 30–50 % empfohlen [62].

In verschiedenen Beobachtungsstudien wurde der Einsatz der Peritonealdialyse bei Patienten mit Diabetes mellitus in Bezug auf deren Langzeitmorbidität kritisch bewertet [63]. Allerdings fehlen dazu Endpunktstudien, so dass allein auf Grund von Surrogatparametern wie dem HbA_{1c}-Wert keine endgültigen Aussagen über den Stellenwert der Peritonealdialyse beim Diabetiker möglich sind. Generell muss aber bei Einsatz der klassischen Glukoselösungen mit einer zusätzlichen Glukoseaufnahme von 50 bis 150 g/Tag gerechnet werden. Dadurch muss der erhöhte Glukosespiegel durch höhere Insulindosierungen abgedeckt werden. Ein Vorteil des Einsatzes glukosefreier Peritonealdialyselösungen konnte bislang in klinischen Studien nicht bestätigt werden [64]. Trotz aller Risiken besteht die Möglichkeit, dass Patienten, die die Voraussetzungen für eine Peritonealdialysebehandlung erfüllen und die in der Lage sind, eine intensivierte Insulintherapie durchzuführen, durchaus für eine Peritonealdialyse geeignet sein können [64,65].

Therapeutische Ansätze, die eine intraperitoneale Insulinapplikation mit dem Dialysat favorisieren, erscheinen pathophysiologisch sinnvoll. Allerdings führen eine schnellere Anflutung und lokale Wirkung des Insulins sowie dessen rascherer Abbau bei Überdosierungen durch den hepatischen first pass-Effekt zu einer deutlichen Stoffwechselinstabilität. Metaanalysen wiesen eine bessere Glukosestoffwechselkontrolle nach. Allerdings wurden negative Auswirkungen, wie eine schlechtere Einstellung des Lipidstoffwechsels, beobachtet. Ferner sind deutlich höhere Insulindosierungen durch eine Adhärenz des Hormons an Katheter- und Beutelmaterialien zu erwarten. Außerdem wird ein erhöhtes Peritonitisrisiko durch die intraperitoneale Insulinapplikation unterstellt. Aus diesen Gründen wird die s. c.-Insulinzuführung favorisiert [66].

Ein weiteres Problem bei der Betreuung der Patienten mit Diabetes mellitus unter Peritonealdialysebedingungen besteht darin, dass bei Verwendung der häufig zum Einsatz kommenden Polyglukose-Lösung Icodextrin die Messung der Blutzuckerwerte falsch hoch ausfallen kann. Andere Abbauprodukte wie Maltose werden erfasst und führen zu fehlerhaften „Blutzucker"-Messergebnissen. Für diese Patienten ist der Einsatz von Glukose-spezifischen Teststreifen und Messgeräten zwingend erforderlich. Ansonsten kann es bei Messung fälschlicherweise zu hohen Blutzuckerkonzentrationen, die das Risiko falscher Therapieentscheidungen bis hin zu lebensbedrohlichen Hypoglykämien zur Folge haben, kommen [67].

2.5.4 Weitere Therapieempfehlungen

Bei einer manifesten Nierenfunktionsstörung werden zur Begrenzung der Progression der Erkrankung weitere Behandlungsmaßnahmen notwendig. Dazu gehört die Beeinflussung der renalen Anämie mit Ausgleich eines eventuellen Eisendefizites und einer Substitution von Erythropoetin. Weiterhin ist beispielsweise durch vegetarische und mediterrane Kost die Stabilisierung des Säure- und Basengleichgewichtes zu empfehlen. Die mangelhafte Bildung von 1,25-Dihydroxycholecalciferol muss ebenso wie der konsekutive Phosphatstau therapiert werden [68].

Der Einsatz des Vitamin D-Analogon Paricalcitrol bei Patienten mit Diabetes mellitus Typ-2 hat offensichtlich auch einen Einfluss auf das Renin-Angiotensinsystem.

Diese Wirkung soll sich additiv auf die Renin- und Angiotensinaktivität, die durch ACE-Hemmer oder AT1-Rezeptorblocker erreichbar ist, auswirken [69]. Für die Korrektur der Lipidstoffwechselstörung spielen Statine eine wichtige Rolle. Sie entfalten pleiotrophe Effekte auf die Endothelstabilität, verbessern die Mikrozirkulation und hemmen die Formation atherosklerotischer Plaques [70]. Auch durch Endothelinrezeptor Antagonisten wurden günstige Effekte auf den Blutdruck und Fettstoffwechsel nachgewiesen. Ob derartige Substanzen die kardiale und renale Mortalität wirklich senken, ist gegenwärtig nicht zu beurteilen [71].

In allen Fällen ist es wichtig, den Einsatz nephrotoxischer Medikamente zu unterbinden und eine strikte Nikotinkarenz einzuhalten. Beides begünstigt die Progression einer Nierenschädigung.

Der Einsatz von Bardoxolon zur Begrenzung einer Nierenfibrose ist sehr umstritten und hat in der klinischen Medizin keine Bedeutung [72]. Zu Finerenon als antiproteinurischem Prinzip findet derzeit eine Studie statt.

2.6 Fazit

Die diabetische Nephropathie ist eine schwerwiegende Komplikation der Stoffwechselstörung Diabetes mellitus. Von ihr sind Patienten mit Diabetes mellitus Typ-2 und Typ-1 bedroht und durch Einschränkungen ihrer Lebensqualität und Lebenserwartung gefährdet. Jährlich werden in Deutschland etwa 2.000 Menschen mit Diabetes aufgrund einer terminalen Niereninsuffizienz dialysepflichtig.

Basierend auf Kenntnissen zur Pathogenese dieser Erkrankung sowie aufgrund rationaler Diagnosestrategien und differenzierter therapeutischer Möglichkeiten bestehen reelle Voraussetzungen, die Progression einer diabetischen Nephropathie zu begrenzen. Dabei sollte in Kenntnis der konkreten Stoffwechselsituation und des Grades der Nierenfunktionseinschränkung ein auf jeden betroffenen Patienten individualisiertes Behandlungskonzept erarbeitet und umgesetzt werden.

Literatur

[1]   Rüster C, Wolf G. Diabetische Nephropathie In: Keller F, Ketteler M, Schindler R, Hermann U, Wolf G, eds. Manuale nephrologicum. 2. Aufl. München, Orlande, Dustri-Verlag, 2009, 107–23.

[2]   Chan GCW, Tang SCW. Diabetes nephropathy: landmark clinicl trials and tribulations. Nephrol. Dial Transplant 2016,31,359–68.

[3]   Leese B. The costs of diabetes and its complications. Soc Sci Med 1992,35,1303–10.

[4]   Akmal M. Hemodialyses in diabetic patients. Am J Kidney Dis 2001,38(Suppl.1),195–9.

[5]   Frei K, Schober-Halstenberg H-J. Nierenersatztherapie in Deutschland QuaSi, Niere Jahresbericht. Berlin, 2005 und 2006.

[6]   Kleophas W. Ursachen der chronischen Nierenschädigungen. Nieren- u. Hochdruckkrankheit 2013,6,251–9.

[7]   Imai E, Ito S, Hanneda M et al. Effekcts of blood pressure on renal and cardiovascular out-
      comes in Asian patients with type 2 diabetes and overt nephropathy. Nephrol Dial Transplant
      2016,31,447–54.

[8]   Ambrosius WT, Sink KM, Foy CG et al. The design and rationale of a multicentre clinical trial
      comparing two strategies for control of systolic blood pressure (SPRINT). Clinical Trials
      2014,11,532–46.

[9]   Praxisempfehlungen der Deutschen Diabetes Gesellschaft Diabetologie 2016,11(Suppl. 2), 93–8.

[10] KDIGO. Clinical Practice Guidline for the Evaluation and Management of Chronic Kidney Disease
      2010. Kidney Int Suppl 2013,3,1–150.

[11] Fox CS, Matsushita K, Woodwasd M. Association of kidney disease measures with mortality
      and end-stage renal disease in individuals with and without diabetes: a meta-analysis. Lancet
      2012,380,1662–73.

[12] Nationale Versorgungsleitlinie Nierenerkrankungen bei Diabetes im Erwachsenenalter. Version
      2013, www.diabetes.versorgungsleitlinie.de.

[13] American Diabetes Association (ADA). Standard of medical care of diabetes 2016. 10. Microvas-
      cular complications and foot care. Diabetes Care 2017,40(Suppl. 1),588–98.

[14] Barkondah E. Mortality rate in trails of subjects with Typ-2-Diabetes. Am Heart Assoc
      2012,1,8–15.

[15] Pugh JA. The epidemiology of diabetes nephropathy. Diab Metabol Res and Rev, 1989,5,531–45.

[16] Imperatore G. Segregation analysis of diabetic nephropathy in Pima Indians. Diabetes
      2000,49,1049–56.

[17] Mc Donough CW, Hicks PJ, Lu L, Langefeld CD, Freedman B, Bowden DW. The influence of cas-
      nosinase gene polymorphismus on diabetic nephropathy risk in African-Americans. Hum Genet
      2009,126,265–75.

[18] Kanwar Y, Sun L, Xie P, Liu F, Chen S. A Glimpse of various pathogenetic mechanisms of diabetic
      nephropathy. Annu Rev Pathol 2011,6,395–423.

[19] Huber T. Neue Einblicke in die Pathophysiologie des diabetischen Nephropathie. Nephro-News
      2012,4,16–7.

[20] Gödel M, Hartleben B, Herbach N, et al. Role of mTOR in podocyte function and diabetic neph-
      ropathy in Humans and mice. J Clin Invest 2011,121,2197–209.

[21] Mundel P, Reiser J. Proteinuria: an enzymatic disease of podocyte. Kidnay Int 2010,77,571–80.

[22] Ichikawa I, Harris RC. Angiotensin actions in the kidney: Renewed insight into older hormone.
      Kidney Int 1991,40,583–9.

[23] Jansen PM, Danser AM, Imholz BP. Aldosterone – receptor antagonism in hypertension. Hyper-
      tension 2009,27,680–91.

[24] Rheinberger M, Böger CA. Diabetische Nephropathie: Neues in Diagnose, Prävention und The-
      rapie. Dtsch Med Wochenschr 2014,139,704–6.

[25] de Boer I, Afkarian M, Rue TC. Renal outcome in patients with type 1 diabetes and macroalbu-
      minuria. Am Soc Nephrol 2014,25,2342–50.

[26] de Zeeuw D, Remuzzi G, Parving HH, et al. Proteinuria, a target for renoprotection in patients
      with 2 diabetic nephropathy: lessons from RENAAL. Kidney Int 2004,65,2309–20.

[27] Schmechel H, Fünfstück R. Kritische Betrachtung der rechnerischen Bestimmung der glomeru-
      lären Filtrationsrate nach Cockroft und Gault. Versuch einer Korrektur. Nieren- und Hochdruck-
      krankh 2005,34,433–44.

[28] Agarwal R. Glomeral filtration rate estimating equations: practical yes, but can they replace
      measured glomerular filtration rate?. Nephrol Dial Transplant 2017,32,405–7.

[29] Inker LA, Schmid CH. Tighionart – Estimating glomerular filtration rate from serum creatinine
      and cystatin C. N Engl J Med 2012,367,20–9.

[30] Boele-Schulte E, Gansevoort RT. Measured GFR: not a gold, but a gold-plated standard. Nephrol
      Dial Transplant 2017,32,180–4.

[31] Drube J, Zürbig P, Beige J, Mischak H, Jankowski J. Proteomanalyse: Neue Wege zur verbesserten Behandlung der diabetischen Nephropathie. Diabetologie 2017,12,213–21.

[32] Jankowski J, Schanstra JP, Michak H. Body fluid peptide and protein signatures in diabetic kidney disease. Nephrol Dial Transplant 2015,30(Suppl.4),43–53.

[33] Schlatzer D, Maahs DM, Chance MGR et al Novel urinary protein biomarkers predicting the development of microalbuminuria and renal function decline in Type 1 diabetes. Diabetes Care 2012,35,549–55.

[34] Mechant ML, Perkins BA, Boratyn GM et al. Urinary peptidome may predict renal function decline in Type 1 diabetes and microalbuminuria. J Am Soc Nephrol 2009,20,2065–74.

[35] Haider DG, Peric S, Fried A et al. Kidney biopsy in patients with diabetes mellitus. Clin Nephrol 2011,76,180–5.

[36] Ott U, Wolf G. Nierenbiopsie – Die Rolle in der nephrologischen Diagnostik. Diab akt 2011,15,506–10.

[37] DCCT-Study Group: Diabetes Control and Complications Trial / Epidemiology of Diabetes Interventions and Complications Study Research Group. Long-term renal outcome of patients with type 1 diabetes mellitus and microalbuminuria: an analysis of the Diabetes Control and Complications Trial / Epidemiology of Diabetes Interventions and Complications cohort. Arch Intern Med 2011,171,412–20.

[38] The ACCORD Study Group: Effects of Intensiv Blood-Pressure Control in Typ-2-Diabetes Mellitus, N Eng J Med 2010,362,1575–1585.

[39] Rüster C, Wolf G. Prävention der Diabetischen Nephropathie. Was ist praktisch machbar?. Perspektiven der Diabetologie 2015,1,4–8.

[40] Stage TB, Brosen, K, Christensen MM. Compretensive Review of Drug-Drug Interaction with Metformin. Clin Phamacokinet 2015,54,811–24.

[41] Eckert N. Metformin kann in reduzierter Dosis gegeben werden. Deutsch Ärztebl 2015,112,C 710–C 711.

[42] Nyström T, Bodegard J, Nathanson D, Thuresson M, Norhammar A, Eriksson JW. Novel oral glucose-lowering drugs are associated with lower risk of all-cause mortality, dardiovascular events and severe hypoglycaemia compared with insulin in patients with type 2 diabetes. Diabetes Obes Metab 2017,19(6),831–41.

[43] Ferrannini E, Muscelli E, Frascerra S at al. Metabolic response to sodium-glucose cotransporter 2 inhibition in type 2 diabetic patients. J Clin Invest 2014,124,499–508.

[44] Zinman B, Wanner C, Lachin JM et al. Empaglifolzin, Cardiovascular Outcomes and Mortality in Type 2 Diabetes. N Engl J Med 2015,373,2117–28.

[45] Wanner C, Inzucchi SE, Lachin JM et al. Empagliflozin and Progression of kidney disease in Type 2 Diabetes. N Engl. J Med 2016,375,323–34.

[46] Garg R, Williams ME. Diabetes management in the kidney patient. Med Clin North Am 2013,97,135–56.

[47] Häring HU, Merker L, Seewaldt-Becher M et al. Empagliflozin as add-on to metformin in patients with type 2 diabetes: a 24-week, randomized, double-blind-, placebo-controlled trial. Diabetes Care 2014,37(6),1650–9.

[48] Rosenstock J, Jelaska A, Frappin G et al. Improved clucose controll with weight loss, lower Insulin doses, and No increased hypoglycemia with Empagliflozin added to titrated multiple dialy injections of Insulin in obese inadequately controlled Typ-2-Diabetes, Diabetes Care 2014,37,1815–23.

[49] Ridderstrale M, Svaerd R, Zeller C et al Rationale, design and baseline characteristics of a 4-year (208 week) phase III trial of empagliflozin, an SGLT2 inhibitor, versus glimepiride a add-on to metformin in patients with type 2 diabetes mellitus with insuffi-cient glycemic control. Cardiovas Diabetol 2013,12,129.

[50] Hocher B, Tsuprykov O. Renoprotective effects of GLP 1 R agonists and SGLT 2 inhibitors. Nat. Rev. Nephrol 2017, doi: 10, 1038/nrneph.2017,140.

[51] Fünfstück R, Stein G. Diabetische Nephropathie. Med Welt 2013,2,71–8.

[52] Lonn EM, Bosch J, Lopez-Jaramillo P, et al. Blood Pressure Lowering in Intermediate – Risk Persons without cardiovascular Disease. N Engl. J. Med 2016,374,2009–20.

[53] Xie X, Atkins E, Lv J et al Effects of intensive blood pressure lowering on cardiovascular and renal outcomes: updated systematic review and meta-analysis. Lancet 2016,387,435–43.

[54] Altidute Aliskiren trial in Type 2 Diabetes using cardiorenal endprints. Novartis global communications, 2007.

[55] Mancia G, Grassi G, Zanchetti A. Antihypertensive treatment and blood pressure in diabetic and nondiabetic patients: the lower, the better?. Diabetes Care 2011,34(Suppl. 2),304–7.

[56] Mancia G, Fagard R, Narkiewicz K, et al. ESH/ESC guidlines for management of arterial hypertension. Hypertens 2013,31,1281–357.

[57] Boyle ST, Simon B, Kobrin SM. Antidiabetic Therapy in End-Stage Renal Disease. Sem Dial 2015,4,28–32.

[58] Freedman BI. A critical evaluation of glycated protein parameters in advanced nephropathy: a matter of life or death: time to dispense with the hemoglobin A1C in end-stage kidney disease. Diabetes Care 2012,35,1621–4.

[59] Williams ME, Garg R. Glycemic management in ESRD and earlier stages of CKD. Am J Kidney Dis 2014,63,22–38.

[60] Nasri H, Rafieian-Kopaei M. Diabetes mellitus and renal failure: Prevention and management. J Res Med Sci 2015,20,1112–20.

[61] Park SH, Nam JY, Han E, et al. Efficacy of different dipeptidyl peptidase-4 (DPP-4) inhibitors on metabolic parameters in patients with type 2 diabetes undergoing dialysis. Medicine 2016,95,e4543.

[62] Garg R, Williams ME. Diabetes management in the kidney patient. Med Clin North Am 2013,97,135–56.

[63] Vonesh EF, Snyder JJ, Foley RN, Collins AJ. Mortality studies comparing peritoneal dialysis and hemodialysis: what do they tell us?. Kidney Int 2006,(Suppl. 7),3–11.

[64] Mehrotra R, de Boer IH. Should glucose-sparing prescriptions be expected to reduce the cardiovascular risk of peritoneal dialysis patients?. J Am Soc Nephrol 2013,24,1713–6.

[65] Cho Y, Johnson DW, Badve S, Craig JC, Strippoli GF, Wiggins KJ. Impact of icodextrin on clinical outcomes in peritoneal dialysis: a systematic review of randomized controlled trials. Nephrol Dial Transplant 2013,28,1899–907.

[66] Almalki MH, Altuwaijri MA, Almehthel MS, Sirrs SM, Singh RS. Subcutaneous versus intraperitoneal insulin for patients with diabetes mellitus on continuous ambulatory peritoneal dialysis: meta-analysis of non-randomized clinical trials. Clin Invest Med 2012,35,132–43.

[67] Flore KM, Delanghe JR. Analytical interferences in point-of-care testing glucometers by icodextrin and its metabolites: an overview. Perit Dial Int 2009,29,377–83.

[68] Keller M, Jehle PM. Strategien der Progressionshemmung bei diabetischer Nephropatie Blutzucker, Blutdruck und Lipidwerte leitliniengerecht einstellen. Klinikarzt 2007,36,205–11.

[69] de Zeeuw D, Argarwal R, Amdahl M et al. Selective vitamin D rezeptor activation with paricalcitol for reduction of albuminuria in patients with Type 2 diabetes (VITAL study); a randomised controlled trial. Lancet 2010,376,1543–51.

[70] Gaede P, Lund-Andersen H, Pedersen O. Effects of multifactorial intervention on mortality in Typ-2-Diabetes. N Engl J Med 2008,358,580–91.

[71] de Zeeuw D, Coll B, Andress D, et al. The endothelin antagonist atrasecetan lowers residual albuminuria in patients with type 2 diabetic nephropathy. J Am Soc Nephrol 20014,25,1083–93.

[72] Pergola PE et al. Bardoxolone methyl and kidney function in CKD with type 2 diabetes. N Engl J Med 2011,365,327–36.

3 Diabetogene neurogene Blasenfunktionsstörung

Christos Pelekanos

3.1 Die koordinierte Reservoirfunktion und Entleerung der Harnblase

Die Harnblase dient der Speicherung und Entleerung des Harnes. Harnblase und Harnröhre wirken dabei zusammen, um als funktionelle Einheit diese Aufgaben erfüllen zu können.

Die Reservoirfunktion der Harnblase ist ein unwillkürlicher Vorgang. Voraussetzung dafür ist die Dehnbarkeit der Harnblase und eine stabile druckarme Speicherphase. Die mit zunehmender Blasenfüllung auftretende Dehnung der Blasenwandmuskulatur (Detrusor vesicae) wird durch die intraspinale oder zerebrale Unterdrückung ermöglicht. Somit geschieht die Füllung der Harnblase (Harnspeicherung) nahezu wahrnehmungsfrei. Ein erstes Blasenfüllungsgefühl wird bei einem Füllungsvolumen von ca. 150–250 ml registriert. Beim Erreichen der Blasenkapazität, die normalerweise zwischen 350 und 450 ml beträgt, wird ein starker Harndrang empfunden. Bis zum Erreichen der maximalen Blasenfüllungskapazität sollte bei guter Reservoirfunktion der intravesikale Druck von maximal 15 cm H_2O (Wassersäule) nicht überschritten werden.

Die Harnkontinenz während der Speicherphase wird durch einen Verschluss des Blasenhalses (sympathischer Schutzreflex) und durch eine kontinuierliche Zunahme der Muskelaktivität des Harnröhrensphinkters gewährleistet. Auf intraabdominelle oder intravesikale Druckerhöhungen reagiert die Sphinktermuskulatur reflektorisch mit einer Aktivitätszunahme (somatomotorischer Schutzreflex). Bei einem intakten System ist der Harnröhrenverschlussdruck stets höher als der intravesikale Druck und gewährleistet somit eine Harnkontinenz unter Ruhe- und Belastungsbedingungen.

Die Harnentleerung (Miktion) wird aktiv und willkürlich eingeleitet. Der Miktionsreflex wird durch die Aufhebung (praefrontaler Cortex) der permanenten zerebralen Inhibition der periaquäduktalen grauen Substanz und durch die Aktivierung des pontinen Miktionszentrums ausgelöst.

Der Miktionsvorgang erfordert ein koordiniertes Zusammenspiel der Harnröhren- und der Blasenmuskulatur, gesteuert durch das pontine Miktionszentrum. Die Einleitung der Miktion geschieht durch temporäre Aussetzung der Schutzreflexe, wodurch die Entspannung der quergestreiften Harnröhren- und Beckenbodenmuskulatur mit Abfall des Harnröhrenverschlussdruckes und die Öffnung des Blasenhalses ermöglicht wird.

Die Harnblasenentleerung wird durch die simultane Kontraktion des Harnblasenmuskels bewirkt, der zu einem intravesikalen Druckanstieg führt, der den Blasenauslasswiderstand übersteigt. Die Harnblasenmuskulatur (Detrusor), die aus

https://doi.org/10.1515/9783110538854-003

drei Muskelschichten besteht (einer inneren und äußeren Längsschicht sowie einer mittleren Zirkulärschicht), kontrahiert sich und führt zu einer konzentrischen Verkleinerung des Blasenlumens.

Bei ungestörten Abflussverhältnissen beträgt der reine Detrusorkontraktionsdruck (urodynamisch Miktionsdruck – Rektaldruck) ca. 50 cm H_2O (Wassersäule) bei Männern und ca. 40 cm H_2O bei Frauen.

Für eine restharnfreie Entleerung ist eine synerge Kooperation aus urethraler Relaxation und ausreichend lange anhaltender Detrusorkontraktion erforderlich.

Am Ende des Miktionsvorganges kontrahieren sich wieder der Harnröhrensphinkter und die Beckenbodenmuskulatur. Die Detrusorkontraktion endet und durch die Reaktivierung der Schutzreflexe ist die Kontinenz wieder sichergestellt. Die Speicherphase (Niederdruckreservoirfunktion) beginnt erneut.

Aufgrund der neuralen Eigenständigkeit und der Komplexität des unteren Harntraktes sind vielfältige Fehlfunktionen dieses neuromoskulären Systems möglich, die zu unterschiedlichen Formen der Harnblasenspeicher- und Entleerungsstörungen führen können. Dies gilt insbesondere auch für die diabetisch bedingte neurogene Blasenfunktionsstörung (dNBDF).

3.2 Pathogenese verschiedener Formen der dNBFS

3.2.1 Epidemiologie

Zur Epidemiologie liegen nur wenige Daten vor. Inzidenz und Prävalenz der autonomen diabetischen Neuropathie (ADN) am Urogenitaltrakt sind wenig untersucht. Die Prävalenz beträgt ca. 25–87 % [1].

Dies liegt auch daran, dass im Frühstadium die diabetisch bedingte Blasenfunktionsstörung asymptomatisch sein kann und somit erst spät erkannt wird.

Bereits bei 40–80 % diabetischer Patienten ohne Symptome fanden sich dennoch urodynamisch pathologische Befunde.

Die Inzidenz steigt mit der Erkrankungsdauer. Die klassische Zystopathie (Ausbildung einer atonen schlaffen Blasenfunktionsstörung) tritt 8–9 Jahre nach Diagnose des Diabetes mellitus auf [2].

Bei 30–50 % der Patienten treten auch Symptome einer überaktiven Blase auf [3]. Als Ursache wird eine zentrale Störung durch multiple zerebrale Infarkte diskutiert. In einer Untersuchung [4] hatten 76,5 % der Patienten mit einer Detrusor-Überaktivität in Kernspin-Untersuchungen einen Nachweis von zerebralen Infarkten.

3.2.2 Pathophysiologie

3.2.2.1 Frühstadium

Der Temporal-Theorie nach kann die diabetische Blasendysfunktion (dNBFS) in ein Früh- und ein Spätstadium eingeteilt werden [5].

Im Frühstadium induziert die diabetische Hyperglykämie eine osmotische Polyurie, die konsekutiv zur kompensatorischen Blasenhypertrophie führt mit assoziierten myogenen und neurogenen Alterationen. Klinisch imponiert eine überaktive Harnblase mit irritativen Beschwerden, einer Nykturie, Pollakisurie, imperativer Harndrang und Harninkontinenz.

3.2.2.2 Spätstadium

Im Spätstadium führt eine Toxin-Akkumulation (oxidativer Stress) zur Dekompensation des Gewebes und der Funktion mit dem Bild einer klassischen diabetischen Zystopathie.

Die klassische diabetische Zystopathie besteht aus der Trias reduzierte Blasenwahrnehmung (Sensitivität), verminderte Detrusorkontraktilität und erhöhte Restharnbildung. Differentialdiagnostisch abzugrenzen sind urologische Erkrankungen, die zu ähnlichen Symptomen führen: eine Prostata-Hyperplasie, neurologische Erkrankungen aber auch eine altersbedingte Funktionsstörung der Harnblase.

In der klassischen diabetischen Zystopathie werden degenerative Veränderungen der afferenten myelinisierten Fasern als Ursache beschrieben [6]. Dies führt zur neurogen bedingten Blasenfunktionsstörung mit einem reduzierten Blasenfüllungsgefühl, zu einer Zunahme der Blasenkapazität und reduzierter Miktionsfrequenz [7], sowie zu einer verminderten Detrusorkontraktilität.

Die zunehmende Restharnbildung führt zu einer Überdehnung der glatten Muskelzellen und als Folge zu einer myogenen Schädigung des Detrusors. In der Schlussphase kommt es zu einer Degeneration der unmyelinisierten efferenten Fasern.

3.2.2.3 Progression der dNBFS

Nach einer gewissen, nicht genau bestimmbaren Zeitspanne ändert sich der Typ der Blasenfunktionsstörung unter dem Einfluss des Diabetes von der Früh- in die Spätphase. Hier ein tabellarischer Vergleich gemäß der Temporal-Theorie (Tab. 3.1).

Tab. 3.1: Vergleich von Früh- und Spätschäden der Harnblase gemäß der Temporal-Theorie

Frühphase: kompensierte Funktion		Spätphase: dekompensierte Funktion	
Klinik:	Speicherproblem	Klinik:	Entleerungsproblem
UD:	überaktive Harnblase	UD:	atone Harnblase
in vitro:	hyperkontraktiler Detrusor	in vitro:	hypokontraktiler Detrusor

Die von der Originalarbeit Daneshgari et al. [5] übernommenen Begriffe müssen unter Beachtung der aktuellen Terminologie angepasst werden. Statt atoner Harnblase ist der Terminus hypo-/akontraktile Harnblase zu verwenden. Werden die in vitro gefundenen Untersuchungsergebnisse in vivo übertragen, führt ein hyperkontraktiler Detrusor zu einer Drangsymptomatik, ein hypokontraktiler Detrusor zu Restharnbildung und Harnretention.

3.2.3 Pathogenese

Die Auswirkungen der diabetischen Blasendysfunktion sind multifaktoriell und betreffen den Detrusor, die neuronale Versorgung, die Rezeptoren sowie das Urothel [8].

3.2.3.1 Detrusor-Dysfunktion

Glukosurie und osmotische Diurese führen über die erhöhte Volumenbelastung zur Erhöhung des intravesikalen Speicherdruckes und zur Blasenhypertrophie mit daraus folgender Detrusorhyperaktivität.

Die nach sich ziehende sekundäre Dekompensation des Detrusors führt zur fortschreitenden Detrusorhypokontraktilität mit chronischer Harnretention (hohe Restharnbildung) [9]. Die pathogenetischen Zusammenhänge der beiden unterschiedlichen diabetogenen Schädigungsmuster sind noch unzureichend erforscht, die meisten Kenntnisse basieren auf tierexperimentellen Studien.

Die Detrusor-Dekompensation führt zur veränderten Expression der Muscarin Rezeptor Subtypen (M2), Änderung der Myosin II Isoformen und reduzierten Myosin Phosphatase Aktivität.

Ein weiterer Auslöser einer Detrusor Dysfunktion kann oxidativer Stress durch die Hyperglycämie sein.

Es konnten auch Änderungen der Detrusor-Physiologie, der Exzitabilität, der Rezeptorendichte und -Verteilung nachgewiesen werden, außerdem eine erhöhte Muscarin Rezeptor Dichte sowie eine erhöhte Calcium-Sensitivität der glatten Muskulatur. Dies führt zu einer gesteigerten Carbachol- und Elektrostimulationswirkung.

Im Verlauf der dNBFS ändert sich außerdem die Blasen-Rezeptoren-Zusammensetzung. Tierexperimentell konnte eine 70 %-ige Dichte-Erhöhung der M2-Rezeptoren in Diabetes-Ratten, sowie eine erhöhte Beta-1-mediierte Relaxation des Detrusors nachgewiesen werden.

All diese in der diabetisch bedingten Blasendysfunktion beschriebenen Veränderungen können therapeutische Konsequenzen nach sich ziehen, wenn man die Physiologie und den Aufbau einer normalen Harnblase berücksichtigt [10].

3.2.3.2 Neuronale Dysfunktion

Als Ursachen werden eine axonale Degeneration, und eine reduzierte Nerve Growth Factor Synthese durch die diabetische Neuropathie diskutiert.

Die neurologischen Auswirkungen können durch Untersuchungen nachgewiesen werden. Es konnte gezeigt werden, dass die Messung der Tibialis-SEP gut mit einer diabetisch bedingten abnormalen Blasenfunktion korreliert.

Auch eine diabetische neurogene Beeinträchtigung der Darmfunktion kann eine Wechselwirkung auf die Blasenfunktion haben. So kann eine diabetisch bedingte Obstipation die Beckenboden-Muskulatur beeinträchtigen, zur Ausbildung einer Zystocele (bei Frauen) und Rektozele führen und eine Belastungsinkontinenz und Restharnbildung begünstigen [11].

3.2.3.3 Urotheliale Dysfunktion

Das Urothel besitzt nicht nur eine passive Barrierefunktion, sondern auch nervenzellähnliche sensitive Mediatorfunktionen mit Expression einer Reihe von Transmittern. Störungen der Barrierefunktionen und Affektionen der afferenten Kontrollfunktion durch Infektionen oder Trauma können zur urothelialen Dysfunktion führen. Die dadurch erhöhte Permeabilität des Urothels für Toxine kann eine frequency-urgency Symptomatik und Schmerzen bei Blasenfüllung und Miktion auslösen [12].

Eine häufige Begleiterkrankung bei Diabetikern sind rezidivierende Harnwegsinfekte.

Es wird eine erhöhte E. coli Affinität bei Diabetikern sowie Bildung von intrazellulären Kolonien als Ursache für die erhöhte Harnwegsinfektrate und die Infekt-Anfälligkeit diskutiert [13]. Die Fähigkeit von UPEC zur Adhäsion an Zellen des Urothels mit Hilfe der Typ-1-Pili ist 2-mal so hoch wie bei Nichtdiabetikern. Die verminderte Konzentration von Interleukinen und die damit reduzierte Expression von Granulozyten begünstigt die Bereitschaft zu HWIs.

Ein anderer Mechanismus betrifft die Störung der NO-Wirkung auf den unteren Harntrakt mit Beeinträchtigung der Harnröhrensphinkter-Funktion und Ausbildung einer Harninkontinenz [14].

3.3 Diagnostik

3.3.1 Hausarzt

Obwohl Miktionsstörungen bei Diabetes häufig vorkommen, werden diese erst spät erkannt, weil die Patienten zunächst lange Zeit asymptomatisch sind.

Im Anfangsstadium kann die Diagnostik vom Hausarzt durch einfache Befragungen und Untersuchungen durchgeführt werden, um Auswirkungen des Diabetes mellitus auf das Miktionsverhalten im Sinne eines Screenings zu erfassen und mit dem Patienten zu erarbeiten, ob weitere Konsequenzen eingeleitet werden müssen.

Die Basisdiagnostik beinhaltet eine ausführliche Anamnese auf Miktions- und Sexualfunktionsstörungen. Auch eine Medikamentenanamnese ist wichtig, um unerwünschte Wirkungen der bisherigen Medikation auf den Harntrakt zu erkennen.

Die gezielten Fragen an den Patienten zur Durchführung der Basisdiagnostik können den nachfolgenden Listen entnommen werden.

Ein Miktionstagebuch, eine Restharnbestimmung und eine Urinanalyse sind wichtiger Bestandteil der Basis-Untersuchung, die beim asymptomatischen Patienten 1 × jährlich erfolgen soll.

1. Basis-Untersuchungen:
- Screening 1 × jährlich
- Anamnese (Blasen-, Sexualfunktionsstörung, Stuhlregulierung, Medikation)
- Erfassung der Tagesmiktionsfrequenz, Nykturie, einer Harninkontinenz und des Harndranges (normal, imperativ, schmerzhaft, vermindert, fehlend) durch ein
- Miktionsprotokoll (mindestens 24 Std.)
- Restharnbestimmung
- Urinanalyse

2. Detaillierte Miktionsanamnese:
- Spezifischer Fragebogen (z. B. der internationale Prostata-Symptomen-Score, kurz IPSS oder der Symptomenscore der „American Urological Association", der AUA-Score)
- Inkontinenz?
- Incontinence Impact Questionnaire (IIQ-7)
- Miktionsfrequenz (Tagesmiktionsfrequenz; Nykturie, Qualität des Harndrangs)?
- Miktionstagebuch (Miktionsfrequenz, Miktionsvolumen, Inkontinenzepisoden, Trinkmenge)
- Harnwegsinfekte?
- Harnstrahlabschwächung, Harnstrahlunterbrechung (Stakkatomiktion)?
- Bauchpresse während der Miktion?
- Restharngefühl?

3.3.2 Urologe

Bei Hinweisen auf eine diabetische Blasendysfunktion ist eine fachurologische Abklärung erforderlich, da auch andere urologische Erkrankungen nicht diabetischen Ursprungs auszuschließen sind.

Dringliche Indikationen für eine fachurologische Diagnostik sind:
- therapierefraktäre Miktionsbeschwerden
- zunehmende und signifikante Harninkontinenz

- Erhöhte Restharnwerte (> 20 % der Blasenkapazität oder > 100 ml)
- Rezidivierende HWI (> 3 pro Jahr)
- Fieberhafte HWI

Eine Abklärung des Miktionsverhaltens erfolgt durch eine Harnstrahlmessung (Uroflowmetrie, Miktiometrie) mit Restharnbestimmung, Sonographie des Harntraktes und Symptomfragebogen (z. B. Symptom-Score der American Urological Association).

Eine urodynamische Untersuchung ist dann erforderlich, wenn eine probatorisch, auf klinischer Symptomatologie und Diagnostik beruhende Therapie nicht erfolgreich war sowie vor jeder geplanten operativen Intervention. Die Indikation zur operativen Therapie sollte nur nach Ausschöpfung der nichtinvasiven fachärztlichen Diagnostik und Therapie gestellt werden.

3.4 Therapieansätze

Zur Therapie der Folgen der autonomen Neuropathie am unteren Harntrakt muss man bemerken, dass nur wenige Studien diesbezüglich existieren und die Evidenzlage beschränkt ist. Dies gilt für die medikamentösen Verfahren und noch mehr für die nicht-medikamentösen Verfahren.

Die Therapie-Empfehlungen richten sich nach den nationalen Versorgungs-Leitlinien Neuropathie bei Diabetes im Erwachsenenalter [15].

3.4.1 Nicht-medikamentöse Therapie Empfehlungen

Die nachfolgend genannten Therapieempfehlungen werden nicht selten ausgesprochen, doch gibt es keine Studien, die deren Evidenz belegen.
- Diät
- Gewichtsreduktion
- Anpassung des Trinkverhaltens[1]
- Verhaltensmodifikation („timed voiding" = eine Blasenentleerung nach der Uhr, „double voiding" = 2 Blasenentleerungen innerhalb kurzer Zeit)
- Beckenbodengymnastik
- Elektrostimulation (Neuromodulation, SANS[2])

---

1 In der klinischen Praxis hat sich die Empfehlung bewährt, nicht eine Trinkmenge vorzugeben, sondern auf eine Harnausscheidungsmenge von ca. 1,5 l / 24 Std zu achten, allerdings auch dies ohne Evidenznachweis.
2 Stoller afferent neurostimulation (SANS) bezeichnet eine transkutane Stimulation des N. tibialis posterior.

3.4.2 Medikamentöse Therapiemaßnahmen:

Bei den Therapiemaßnahmen kann man sich auf die Guidelines der EAU und auf die Nationale Versorgungsleitlinie Neuropathie bei Diabetes im Erwachsenenalter beziehen.

Die Symptome und Folgen einer diabetischen Blasendysfunktion sind durch eine medikamentöse Therapie nur eingeschränkt beeinflussbar.

Bei obstruktiver Symptomatik werden primär Alpha-Rezeptorenblocker angewendet [16].

Alphablocker können bei Männern und Frauen zu einer Reduktion des Restharnes und der Symptome führen. Bei männlichen Patienten mit Diabetes mellitus und benigner Prostata-Hyperplasie haben sich die uroselektiven Alphablocker als effektiv erwiesen. Bei Frauen existieren nur wenige Untersuchungen zur Effektivität von Alphablockern bei Miktionsstörungen mit Harnretention.

Die alleinige Gabe von Parasympathomimetika bei dNBFS mit vordergründig hypokontraktiler Detrusor-Dysfunktion wird nicht empfohlen (Leitlinien EAU).

Die Kombination eines Parasympathomimetikums mit einem Alpha-Rezeptorenblocker kann hingegen sinnvoll sein und Symptome und Restharn bei Männern und Frauen reduzieren. Dies wird in der Literatur vielfach empfohlen, die Praxis zeigt jedoch sehr selten eine hinreichende Effizienz (siehe auch Abschnitt weiter unten). Der sterile intermittierende Selbst- oder Fremd-Katheterismus (clean intermittent catheterization = CIC) wäre die nebenwirkungsärmere alternative therapeutische Option.

Bei überwiegend irritativer Symptomatik und/oder nachgewiesener Detrusorüberaktivität können Anticholinergika verabreicht werden (als Wirkstoffe werden exemplarisch genannt: Oxybutynin, Trospiumchlorid, Tolterodin, Fesoterodin, Propiverin, Solifenacin, Darifenacin). (*Cave*: Beeinträchtigung der cerebralen Funktionen, v. a. im höheren Lebensalter, Exaccerbation einer Demenz). Alternativ kann der Einsatz des Beta-3-Sympathomimetikums Betmiga in Betracht kommen.

Aufgrund der diabetisch bedingten Veränderungen an den Muscarin-Rezeptoren müssen gegebenenfalls, wenn ein Anticholinergikum nur eine unzureichende Wirkung zeigt, andere Anticholinergika erprobt werden.

Da eine typische Nebenwirkung von Anticholinergika eine Restharn-Erhöhung ist, sind regelmäßige Restharn-Kontrollen unter dieser Therapie zwingend erforderlich.

Bei Mischsymptomen einer obstruktiven und irritativen Blasenfunktionsstörung können Anticholinergika und Alphablocker kombiniert werden. Bei Patienten mit Restharnbildung aufgrund einer Prostatahyperplasie konnte diese Kombination erfolgreich eingesetzt werden [17]. Für die diabetische Zystopathie gibt es hierzu keine Daten.

In ausgewählten Fällen kann bei diabetisch bedingter Detrusor-Überaktivität eine BoNT-Injektion erfolgen mit Bereitschaft zum CIC (clean intermittent catheterization) wegen des erhöhten postinterventionellen Restharnrisikos [18].

3.4.3 Operative Therapie

Bei unzureichender Wirkung der konservativen Therapie kann bei überwiegend obstruktiver Symptomatik eine TUR-Prostata oder eine Inzision des Blasenhalses indiziert sein. Voraussetzungen für eine operative Desobstruktion sind der urodynamische und video-urodynamische Nachweis einer subvesikalen Obstruktion, einer ausreichenden Detrusor-Kontraktilität und eines intakten Harnröhrensphinkters.

Die urodynamische Untersuchung ist zur Indikationsstellung einer Operation unabdingbar, weil im Falle eines hypokontraktilen Detrusors ohne obstruktive Komponente eine operative Desobstruktion nicht indiziert ist. Diesen Patienten sollte eher der intermittierende Selbstkatheterismus angeraten werden.

Bislang liegt keine Studie vor, die den Einfluss der Diabeteserkrankung auf die Ergebnisse und operative Therapie der Prostatahyperplasie evaluiert.

Bei hypokontraktiler oder überaktiver Blasenfunktionsstörung kann eine sakrale Neuromodulation (permanente Stimulation der Sakralnerven durch einen implantierten Nervenstimulator) erfolgsversprechend sein.

Zur Neuromodulation [19] hat die einzige prospektiv randomisierte Studie bei diabetisch bedingter Zystopathie gute Ergebnisse gezeigt mit:

- 69,2 % Erfolgsrate bei Urge-Inkontinenz
- 85,7 % Erfolgsrate bei übermäßigem, häufigem Waserlassen (urgency-frequency)
- 66,7 % Erfolgsrate bei Harnretention

Das Behandlungsergebnis war von einer nicht ganz kleinen Infektionsrate von 6,1 % überschattet, wobei die Population der Diabetiker mit 16,7 % und die der Nichtdiabetiker mit 4,3 % an den infektbedingten Implantatentfernungen beteiligt waren [19].

3.4.4 Harnentleerung durch Katheter

Wenn eine medikamentöse Therapie für eine suffiziente Harnblasenentleerung nicht mehr ausreichend und eine operative Therapie nicht indiziert ist, soll bei Patienten mit chronischer Restharnbildung eine Harnentleerung durch Einmal-Katheterismus erfolgen.

Die chronische Harnretention kann zu symptomatischen Harnwegsinfekten, einer Überlaufinkontinenz oder zu einer zusätzlichen Schädigung des oberen Harntraktes bei evtl. schon vorliegender diabetischer Nephropathie führen und den Patienten gefährden, weshalb eine instrumentelle Restharnbeseitigung / Blasenentleerung erforderlich ist.

Hierbei ist der sterile intermittierende Selbst- oder Fremd-Katheterismus (CIC) zu bevorzugen wegen der geringeren Harnwegsinfektrate [20]. Auch die Detrusorüberaktivität kann eine Indikation zum Katheterismus sein, wenn unter antimuskarinerger Therapie keine ausgeglichene Miktion mehr möglich sein sollte.

Falls dies aus verschiedensten Gründen nicht durchführbar ist, kann als Blasen-Dauerableitung eine suprapubische Fistelanlage (SPF) und nur in Ausnahmefällen oder bei Kontraindikationen die Einlage eines transurethralen Dauerkatheters (DK) erforderlich werden. Patienten mit einer SPF-Versorgung haben eine bessere Lebensqualität und seltener schwere Infektionen (Prostatitis, Epididymo-Orchitis, Sepsis) im Vergleich zu Patienten mit einem Dauerkatheter [21].

3.5 Fazit

Blasenfunktionsstörungen bei Diabetikern sind häufig, werden aber auf Grund ihrer anfänglichen Symptomarmut spät erkannt. Durch ein jährliches Screening anhand von Fragebögen und gezieltem Befragen durch den Hausarzt können Patienten bereits im Frühstadium erkannt und behandelt werden. Durch rechtzeitige Behandlung des unteren Harntraktes kann der obere Harntrakt geschützt und die Nierenfunktion erhalten werden, die auch durch die diabetische Nephropathie bedroht ist.

Literatur

[1]   Frimodt-Moller C. Diabetic cystopathy: epidemiology and related disorders. Ann Intern Med 1980,92,318–21.
[2]   Pannek J. Diabetes mellitus: autonome Neuropathie am Urogenitaltrakt. Leading Opinions, 29.03.2010, ch.universimed.com/fachthemen/3035.
[3]   Pannek J. Diagnostik und Therapie von Blasenfunktionsstörungen bei Personen mit Diabetes mellitus. Was wissen wir wirklich? Urologe 2010,49,381, doi.org/10.1007/s00120–009-2170–6.
[4]   Yamaguchi C1, Sakakibara R, Uchiyama T, et al. Overactive bladder in diabetes: a peripheral or central mechanism? Neurourol Urodyn 2007,26,807–13.
[5]   Daneshgari F, Liu G, Birder L, Hanna-Mitchell AT, Chacko S. Diabetic bladder dysfunction: current translational knowledge. J Urol 2009,182(6 Suppl),18–26.
[6]   Kebapci N, Yenilmez A, Efe B, Entok E, Demirustu C, Bladder dysfunction in type 2 diabetic patients. Neurourol Urodyn. 2007,26(6),814–9.
[7]   Smith, D.B. Urinary incontinence and diabetes: a review. J Wound Ostomy Continence Nurs 2006,33,619–23.
[8]   Yoshimura N, Chancellor MB, Andersson KE, Christ GJ. Recent advances in understanding the biology of diabetes-associated bladder complications and novel therapy. BJU Int 2006,95,733–8.
[9]   Daneshgari F, Liu G, Imrey PB. Time dependent changes in diabetic cystopathy in rats include compensated and decompensated bladder function. J Urol 2006,176, 380–6.
[10] Golbidi S, Laher I. Bladder dysfunction in diabetes mellitus. Front Pharmacol 2010,1,136.
[11] Manning J, Korda a, Benness C, Solomon M. The association of obstructive defecation, lower urinary tract dysfunction and the benign joint hypermobility syndrome: a case control study. Int Urogynecol J. Pelvic Floor Dysfunct 2003,14,128–32.
[12] Birder LA, de Groat WC. Mechanisms of desease: involvement of urothelium in bladder dysfunction. Nat Clin Pract Urol 2007,4(1),46–54.

[13] Schilling JD, Hultgren SJ. Recent advances into the pathogenesis of recurrent urinary tract infections: the bladder as a reservoir for uropathogenic Escherichia coli. Int J Antimicrob Agents 2002,19,457–60.

[14] Mamas MA, Reynard JM, Brading AF. Nitric oxide and the lower urinary tract: current concepts, future prospects. Urology 2003,61,1079–85.

[15] Bundesärztekammer (BÄK), Kassenärztliche Bundesvereinigung (KBV), Arbeitsgemeinschaft der Wissenschaftlichen Medizinischen Fachgesellschaften (AWMF). Nationale Versorgungsleitlinie Neuropathie bei Diabetes im Erwachsenenalter – Langfassung. Version 1.X, 2011

[16] Bozlu M et al. A comparison of four different alpha1-blockers in benign prostatic hyperplasia patients with and without diabetes. Scand J Urol nephrol 2004,38(5),391–5.

[17] Lee KS, Choo MS, Kim DY. Combination treatment with propiverine hydrochloride plus doxazosin controlled release gastrointestinal therapeutic system formulation for overactive bladder and coexisting benign prostatic obstruction: a prospective, randomized, controlled multicenter study. J Urol 2005,174(4 Pt 1),1334–8.

[18] Wang CC, Liao CH, Kuo HC. Diabetes mellitus does not affect the efficacy and safety of intravesical onabotulinumtoxin. A injection in patients with refractory detrusor overactivity. Neurourol Urodyn 2014,33(8),1235–9, doi: 10.1002/nau.22494. Epub 2013 Sep 23.

[19] Daniels DH, Powell CR, Braasch MR, Kreder KJ. Sacral neuromodulation in diabetic patients: Success and complications in the treatment of voiding dysfunction. Neurourol Urodyn 2010,29,578–81.

[20] Grigoleit U, Panek J, Stoehrer M. Der intermittierende Einmalkatheterismus. Urologe A 2006,45(2),175–82.

[21] Ahluwalia RS, Johal N, Kouriefs C, Kooiman G, Montgomery BS, Plail RO. The surgical risk of suprapubic catheter insertion and long-term sequelae. Ann R Coll Surg Engl 2006,88(2),210–3.

4 Sexualfunktionsstörungen infolge Diabetes

4.1 Sexuelle Funktionsstörungen beim Mann

Maria Schubert, Sabine Kliesch

Sexuelle Funktionsstörungen beim Mann sind vielseitig: Man unterscheidet rein mechanische Störungen der Samendeposition aufgrund anatomischer Pathologien von funktionellen Beeinträchtigungen wie Libido- oder Orgasmusstörungen, Ejakulations- und Erektionseinschränkungen [1] (Abb. 4.1).

Zu den angeborenen anatomischen Veränderungen gehören die Hypo- und Epispadie (Fehlmündungen der Harnröhre) sowie die Penisdeviation. Letztere kann auf dem Boden einer Induratio penis plastica (IPP) erworben werden. Ein vorliegender Diabetes kann die Entstehung einer IPP begünstigen. Da es sich bei den anderen genannten anatomischen Veränderungen nicht um diabetes-typische Folgen handelt, werden diese hier nur genannt und auf entsprechende Fachliteratur verwiesen. Der Schwerpunkt des vorliegenden Kapitels liegt auf der erektilen Dysfunktion als Folge und nicht selten Erstmanifestation eines Diabetes mellitus. Libidostörungen als mögliches Zeichen eines Hypogonadismus werden abgehandelt, auf Ejakulationsprobleme, wie die retrograde Ejakulation infolge eines Diabetes, wird ebenfalls eingegangen. Da reine Orgasmusstörungen auf psychische und psychiatrische Ursachen zurückzuführen sind, verweisen wir hier ebenfalls auf die entsprechende Fachliteratur.

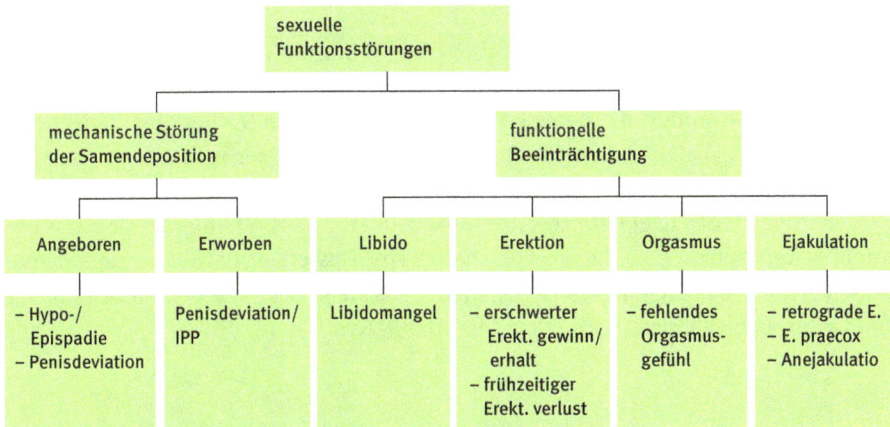

Abb. 4.1: Schematische Übersicht sexueller Funktionsstörungen.

https://doi.org/10.1515/9783110538854-004-part1

4.1.1 Funktionelle Sexualstörungen beim Diabetiker

Der Diabetes mellitus (DM) führt langfristig vor allem durch Mikroangiopathie und Neuropathie zu Einschränkungen der Sexualfunktion mit der Folge einer erektilen Dysfunktion (ED) und Ejakulationsstörungen [2]. Die **erektile Dysfunktion (ED)** beschreibt das persistierende Unvermögen, eine für einen befriedigenden Geschlechtsverkehr ausreichende penile Erektion zu erreichen und/oder aufrecht zu erhalten [3]. Die ED ist dabei nicht als Erkrankung, sondern vielmehr als Symptom zu begreifen und oftmals wegweisend für die dem Symptom zugrundeliegenden kardiovaskulären und hormonellen Erkrankungen. Nicht selten zeigt die ED die Erstmanifestation eines Diabetes mellitus an.

Unter Ejakulationsstörungen werden sowohl die Anejakulation als auch die retrograde Ejakulation sowie Ejaculatio praecox oder tarda zusammengefasst. Für einen normalen Samenerguss sind eine intakte Innervation und eine quantitativ adäquate Produktion von Seminalflüssigkeit nötig. Bei einer diabetogenen Polyneuropathie kann die nervale Versorgung beeinträchtigt sein. Diabetiker mit Androgenmangel können über das Sistieren der Seminalplasmaproduktion eine Anejakulation entwickeln.

Der männliche Hypogonadismus ist ein Krankheitsbild, das durch unterschiedliche Symptome, verbunden mit einem verminderten Testosteronserumspiegel, charakterisiert ist. Die Inzidenz liegt bei 2,1 % bis 5,7 % der Männer mittleren Alters und ist beim Patienten mit Typ-2-Diabetes auf 25–40 % deutlich erhöht [4–6].

4.1.1.1 Prävalenz der erektilen Dysfunktion und des Hypogonadismus beim Diabetiker

Die Prävalenz der ED liegt bei Typ-1-Diabetikern bei bis zu 50 %, bei Typ-2-Diabetikern bei bis zu 90 % [7]. Die Unterschiede in der Prävalenz sind am ehesten der vaskulären Schädigung geschuldet, die beim Typ-2-Diabetiker häufiger vorliegt [8]. Umgekehrt zeigen bis zu 25 % aller Patienten mit einer ED einen Diabetes mellitus auf, und bei weiteren 17 % ist die Stoffwechselstörung bei Erstvorstellung noch nicht diagnostiziert worden oder es liegt eine gestörte Glukosetoleranz vor [9]. In einer Querschnittstudie waren bis zu 33 % der untersuchten Typ-2-Diabetiker darüber hinaus hypogonadal [10]. Die Prävalenz des Hypogonadismus steigt bei Patienten mit Adipositas und weiteren metabolisch bedingten Komorbiditäten.

4.1.1.2 Physiologie der Sexualfunktion
Rolle der Androgene

Testosteron wird in den Leydig-Zellen des Hodens produziert und durch fehlende Speicherung direkt sezerniert. Dihydrotestosteron (DHT) und Östradiol (E2) sind die beiden biologisch aktiven Hauptmetabolite, die durch die Enzymaktivitäten der 5-alpha-Reduktase (DHT) und der Aromatase (E2) gebildet werden. Die Androgene entfalten ihre Wirkung durch einen intrazellulären Androgenrezeptor. Die Zielorgane des Testosterons beim erwachsenen Mann sind vielfältig: Im Hoden benötigen die Sertoli-Zellen Androgene, um die Spermatogenese und damit die Fertilität aufrecht zu erhalten. Testosteron sorgt für die ausreichende Androgenisierung der akzessorischen Geschlechtsdrüsen (Nebenhoden, Samenblasen und Prostata) und damit für die normale Zusammensetzung des Ejakulates. Das Auftreten von sexuellen Phantasien und morgendlichen Erektionen wie auch die sexuelle Aktivität korrelieren eng mit den Testosteronspiegeln im normalen bis subnormalen Bereich. Zudem beeinflussen das Testosteron und seine Metaboliten das Haarwachstum im Gesichts- und Schambereich. Durch Testosteron kommt es zur Hypertrophie der Muskelfibrillen; am Knochen haben Androgene und Östrogene einen stimulierenden Effekt auf die Osteoblasten. Nicht zuletzt ist die Hämatopoese von Testosteron abhängig (indirekt über eine vermehrte Erythropoetinsynthese in der Niere und direkt über hämatopoetische Stammzellen). Insgesamt handelt es sich beim Testosteron um das häufigste und wichtigste im Blut vorkommende Androgen des Mannes.

Physiologie der Erektion und Ejakulation

Die arterielle Durchblutung des Penis erfolgt durch die A. dorsalis penis (Glans penis, Penishaut), A. profunda penis (Corpora cavernosa) und A. bulbi (Bulbus, Urethra). Aus der A. profunda penis zweigen sich mehrere sog. Helixarterien ab, die im relaxierten Zustand kontrahiert sind und korkenzieherartig verlaufen. Diese Helixarterien gehen in große, kommunizierende Sinusoide über, die das Blut über arterio-venöse Fisteln abtransportieren.

Die parasympathische Versorgung erfolgt über das sakrale Erektionszentrum S2–S4, die sympathische Innervation kommt aus dem Plexus hypogastricus Th12-L2. Die vegetative Versorgung erfolgt über die Nn. cavernosi, die sich aus dem pelvinen Plexus bilden. Die somatosensorische Innervation des Penis wird durch den N. dorsalis penis (Ast des N. pudendus) vermittelt. Die afferenten Signale laufen über den N. dorsalis penis in die Hinterwurzeln der Segmente S2–S4.

Der wichtigste Neurotransmitter der erektionsfördernden, parasympathischen Nervenfasern ist Stickoxid (NO). Die Synthese des Transmitters erfolgt durch die endotheliale und die neuronale Stickoxidsynthase (e/nNOS). Stickoxid wird durch die Nn. cavernosi und die Endothelzellen freigesetzt. Durch sexuelle Stimulation kommt es vor allem zur Freisetzung von neuronalem NO, durch mechanische Veränderungen und Dehnung der Muskulatur kommt es zur Freisetzung von endothelialem NO, was eher für die Aufrechterhaltung der Erektion verantwortlich ist.

Bei der Erektion kommt es zur Dilatation der glattmuskulären Gefäßwände der Arterien, damit zu einem vermehrten arteriellen Bluteinstrom, was eine Kompression der intracavernösen und subtunicalen Venen bedingt und dadurch den venösen Abfluss reduziert. Die Sinusoide erweitern sich, was zu einem vermehrten arteriellen Zustrom führt, es kommt zur Elongation des Penis sowie zur Tumeszenz-Zunahme.

Durch die Ausdehnung der Corpora cavernosa (Cc) kommt es zur Kompression der Venolen im Trabekelwerk der Schwellkörper und der emissarischen Venen, dies führt zur entsprechenden Aufrechterhaltung der Tumeszenz und Ausbildung der Rigidität [11,12].

Die Ejakulation entsteht durch die Emission des Samens und des Seminalplasmas in die prostatische Harnröhre. Gleichzeitig kommt es zu einem Blasenhalsverschluss und zum Ausstoß des Ejakulats. Emission und Blasenhalsverschluss werden vor allem sympathisch gesteuert (Th9-L3). Der Samenausstoß erfolgt über einen unwillkürlichen Reflex (S2–4), der über den N. pudendus vermittelt wird.

4.1.1.3 Risikofaktoren und Ursachen für Störungen der Sexualfunktion beim Diabetiker

Bei den Ursachen, die zu Sexualfunktionsstörungen bei Diabetikern führen können, muss zwischen Typ-1- und Typ-2-Diabetes unterschieden werden: Beim Typ-1-Diabetiker spielen die Neuropathien aufgrund der langen Krankheitsdauer eine Rolle. Beim Typ-2-Diabetiker sind vorrangig vaskuläre Probleme, Hypogonadismus und erst im weiteren Verlauf die Neuropathien ursächlich [8].

Zusätzlich können Bewegungsmangel, Übergewicht, Rauchen, Dyslipidämien und das metabolische Syndrom mitursächlich für die erektile Dysfunktion sein. Dabei können diese Faktoren vor allem die Inzidenz und Prävalenz modifizieren, indem sie beispielsweise zu einer erhöhten Inzidenz der penilen cavernösen Insuffizienz beitragen, wie sie bei zusätzlichem Vorliegen eines arteriellen Hypertonus oder Alkoholmissbrauchs beobachtet werden [13,14].

4.1.1.4 Pathogenese der Sexualfunktion beim Diabetiker

Die Genese der erektilen Dysfunktion ist auch beim Patienten mit Diabetes in den meisten Fällen multifaktoriell (psychogen, neuropathisch, hormonell oder medikamentös).

Hyperglykämie

Erhöhte Blutzuckerspiegel können über die Aktivierung der Protein-Kinase-C die Entstehung von freien Sauerstoffradikalen fördern, die das NO inaktivieren und somit die Endothelzellen schädigen können. Hohe HbA_{1c}-Werte scheinen direkt die neuronale NO-Produktion zu beeinträchtigen [13].

Angiopathien

Angiopathien auf makrovaskulärem Niveau (Atherosklerose), die meist durch Komorbiditäten beim Diabetiker (Nikotinabusus, Dyslipidämie und arterielle Hypertonie) ausgelöst werden, können zur ED führen.

Angiopathien auf mikrovaskulärem Niveau sind meistens durch endotheliale Defekte der Gefäße bedingt. Die verminderte Ausschüttung von Stickoxid (NO) und Prostazyklin sind typisch. Außerdem lässt sich bei Diabetikern oft eine erhöhte Expression von Adhäsionsmolekülen sowie eine erhöhte Plättchenadhäsion nachweisen, auch die Gerinnung ist prokoagulatorisch modifiziert [13,14]. Pro-inflammatorische Substanzen wie Interleukin-6, das beim Typ-2-Diabetiker im viszeralen Fett gebildet wird, unterstützen diese Prozesse. Der hohe Insulinspiegel wird zudem verdächtigt, die Einwanderung von Makrophagen in die Gefäßwand zu unterstützen [15].

Neuropathien

Neuropathien sind ischämisch oder toxisch bedingt. Die Neuropathie selbst verursacht wiederum eine vaskuläre Insuffizienz durch vermindertes neuronales NO. Dadurch nimmt die Fähigkeit des Schwellkörpers zur Relaxation ab und es kommt zu einer venösen Leckage durch die venookklusive Insuffizienz. Geschädigte somato-afferente Fasern können zusätzlich sensorische Störungen verursachen [13]. Durch die diabetogen bedingte Polyneuropathie kann es zudem zu einem sekundären Ejakulationsverlust kommen.

Hormone

Bei verminderter Testosteronkonzentration im Serum kann es zu Libidoverlust und Erektionseinschränkungen kommen. Außerdem kann der Androgenmangel eine eingeschränkte Samenproduktion sowie verminderte Ejakulatmenge bis hin zum Ejakulationsverlust bedingen. Der Testosteronmangel beim Diabetiker wird durch mehrere Faktoren begünstigt: Durch das vermehrte viszerale Fett, das häufig beim Diabetiker vorliegt, wird Testosteron durch die Fettgewebs-Aromatase zu Östradiol verstoffwechselt und über den erhöhten Östradiolanteil sekundär die Gonadotropinsekretion (luteinisierendes Hormon [LH] und Follikel stimulierendes Hormon [FSH]) gehemmt [15]. Inflammatorische Zytokine, die im viszeralen Fett gebildet werden, können die Leydigzell-Funktion einschränken (v. a. Interleukin-2 spielt hier eine wichtige Rolle) [15]. Bei Insulinresistenz und Übergewicht finden sich darüber hinaus oft hohe Leptinkonzentrationen, diese führen über die Leptinrezeptoren an den Leydigzellen zu einer erhöhten Bindung an diese. Damit kann LH seine Wirkung an den Leydigzellen nicht mehr vollständig entfalten, und als Folge fallen die Testosteronserumspiegel ab [16–18]. Zudem bewirken die hohen Leptinspiegel eine Störung des KiSS/kisspeptin Systems (eine Signalübermittlung im Hypothalamus), was konsekutiv zu einer Störung der Hypophyse respektive der Gonadotropinsekretion führt [19].

Der beschriebene Testosteronmangel stellt eine besondere Mischform des Hypogonadismus dar: verminderte Serum-Testosteronspiegel aufgrund einer verminderten Gonadotropinsekretion (insbesondere LH) im Sinne eines sekundären Hypogonadismus bei gleichzeitiger Störung der Leydigzellfunktion auf testikulärer Ebene.

Der resultierende Testosteronmangel kann zu variablen Symptomen führen, wobei ein deutlicher Libidoverlust häufig das erste und deutlichste Symptom sein kann.

Fibrosierung

Im Rahmen des Alterungsprozesses kommt es zu einer Abnahme des Kollagens und einer Zunahme der Fibrose der Corpora cavernosa (Cc); beim Diabetiker läuft dieser Prozess schneller ab. Als Folge steigt der venöse Abfluss, und es kommt zu einer frühzeitigeren Detumeszenz und zum Rigiditätsverlust (am ehesten durch lokale penile Gewebehypoxie) [13,20].

Psyche

Unabhängig von der Grunderkrankung bringt die erektile Dysfunktion häufig Versagensängste mit sich, die die sexuelle Funktionsstörung weiter verstärken können. Diabetiker stehen unter einer höheren Erwartungsangst vor sexuellen Kontakten als gesunde Männer im gleichen Alter; erklärt wird dies durch eine verstärkte adrenerge Gesamtsituation, die durch Angst und Frustration weiter gesteigert wird.

Fertilitätsstörungen

Die Zahl der Diabetiker, insbesondere die der jungen Diabetiker wird nach Hochrechnungen der WHO weiter ansteigen. Aktuell besteht Unklarheit bezüglich der Bedeutung des Diabetes mellitus auf die männliche reproduktive Funktion [21]. In Kinderwunschzentren ist die Häufigkeit von Männern mit DM höher als in der Vergleichsbevölkerungsgruppe. Verschiedene Studien berichten über ein vermindertes Ejakulatvolumen sowie eine verringerte Spermienmotilität bei Diabetikern, jedoch noch innerhalb der von der WHO empfohlenen Grenzwerte [22]. Diabetiker zeigen einen signifikant höheren Prozentsatz an Spermien mit DNA-Fragmentierung [23]. Im Mausmodell (Typ-1-DM) fielen Molekülmetaboliten auf (Carnitin, Betain), die für einen schädigenden Einfluss auf die Spermienfunktion stehen. Insgesamt ist der Einfluss des DM auf die Fertilität auf der metabolomischen, genomischen und transkriptionalen Ebene nicht vollständig geklärt, scheint aber in einer höheren Anzahl von Spermien mit fragmentierter DNA zu resultieren und letztlich negativ mit einer erfolgreichen Konzeption auch im Rahmen der Maßnahmen der assistierten Reproduktion (ART) assoziiert zu sein [21].

4.1.1.5 Diagnostik
Anamnese

Da die Prävalenz der funktionellen Sexualstörungen unter Diabetikern sehr hoch ist, sollte jeder Patient mit einem Diabetes mellitus gezielt auf die Sexualität hin befragt werden [24]. Im andrologisch-urologischen Setting sollte bei Patienten mit funktionellen Sexualstörungen ein DM hinterfragt bzw. laborchemisch ausgeschlossen werden [25].

Auch wenn ein Diabetes mellitus bereits bekannt und am ehesten ursächlich für die beschriebene Symptomatik ist, sollten weitere prädisponierende Erkrankungen und Risikofaktoren in der Anamnese erfasst werden, die zu einer Artrherosklerose führen können (arterieller Hypertonus, Fettstoffwechselstörungen, Übergewicht, metabol. Syndrom, Nikotinabusus). Außerdem sollten neurologische (multiple Sklerose, Epilepsie, Umfang der Ausfälle bei Querschnittsproblematik) und kardiologische Erkrankungen erfragt werden. Die Frage nach Voroperationen vor allem im Beckenbereich oder an der Aorta kann Rückschlüsse bezüglich weiterer Kofaktoren für die ED erlauben. Auch psychische Vorerkrankungen müssen erfragt werden, da eine zugrundeliegende Depression auch zu Erektionseinschränkungen führen kann. Bei der Medikamentenanamnese sollte vor allem auf Präparate mit Erektionseinschränkungen im Nebenwirkungsprofil geachtet werden (z. B. Beta-Blocker); außerdem müssen Nitrate oder Alpha-Blocker erfragt werden, die eine mögliche zukünftige Therapie der ED beeinflussen.

Speziell in der Sexualanamnese werden Störungen im Bereich Libido, Ejakulation und Erektion differenziert erhoben (Abb. 4.2). Verminderte Libido und sexuelle Aktivität können typische Zeichen eines Testosteronmangels sein [25]. Bei Ejakulationsstörungen ist zwischen primären und (bei Diabetikern eher auftretenden) sekundären Störungen zu unterscheiden. Ursächlich für die fehlende Ejakulation ist meist eine Polyneuropathie, allerdings sollte zusätzlich nach Operationen (Prostata, Blasenhals), Medikamenten (Alpha-Rezeptoren-Blocker) und neurologischen Systemerkrankungen gefragt werden. Differentialdiagnostisch muss ein Testosteronman-

Anamnese	– (psycho)sexuelle Anamnese: Libido, Erektionen, Ejakulation, IIEF-5 (s. u.) – Hypogonadismus: Antriebsschwäche, Depression, Müdigkeit, Stimmungsschwankungen, sexuelle Funktionseinschränkungen – Risikofaktoren: insuff. Diabetes-Einstellung, Nikotin, kardiovaskul. Erkrankungen, metabol. Syndrom, neurol. Erkrankungen, Vor-Operationen, Medikamente
fokussierte körperliche Untersuchung	– RR, Gewicht, Bauchumfang, BMI – Inspektion und Palpation: Brust, Hoden, Penis, Prostata – Sonographie: (ggf. Mammae), Hoden, Penis, ggfs. Carotiden, ggfs. Prostata
Labor	– Lipide, HbA$_{1c}$, BZ-Profil – Testosteron gesamt, Prolaktin, SHBG, freies Testosteron (kalk.)
ggf. spezif. Tests	– SKIT (bei Versagen der PDE-5-Hemmer) – weiterführende endokrinologische Diagnostik (Gonadotropine, Schilddrüsenhormone, adrenale Achse) – ggf. Spermiogramm (bei Kinderwunsch oder Ejakulationsstörungen), post-masturbationem-Urin – neurol. Untersuchungen (bulbo-cavernöse Reflexzeit, andere Nervenleitgeschwindigkeiten)

Abb. 4.2: Schematische Darstellung der Diagnostik bei Diabetikern mit Sexualfunktionsstörung. RR: Blutdruckbestimmung, BMI: Body-Mass-Index, DRU: Digital-rektale Untersuchung, TRUS: transrektaler Ultraschall, BZ: Blutzucker, SKIT: Schwellkörper-Injektionstestung.

gel als Ursache für eine fehlende Seminalplasmaproduktion ausgeschlossen werden. Weitere klinische Symptome eines Testosteronmangels können Gynäkomastie, metabolisches Syndrom, Insulinresistenz und Typ-2-Diabetes sein. Im psychovegetativen Bereich können Symptome wie Schlafstörungen oder Depression vorherrschen. Vor dem Hintergrund eines möglichen Hypogonadismus sollte gezielt nach vermehrter Müdigkeit, Abgeschlagenheit und Schweißneigung gefragt werden [25].

Die am häufigsten auftretenden Symptome des männlichen Hypogonadismus beim älteren Mann sind die Verminderung der Libido und sexuellen Aktivität, erektile Dysfunktion, Antriebsarmut und Stimmungsschwankungen. Zudem kann die Differenzierung zwischen Erektionsgewinn, Erektionserhalt oder frühzeitiger Detumeszenz bei der Eingrenzung der Ursache helfen. Vor allem bei der Erhebung der Sexualanamnese ist es sinnvoll, die Partnerin in das Gespräch mit einzubeziehen, um ihr Interesse an der sexuellen Aktivität oder mögliche Einschränkungen auf weiblicher Seite (Schmerzen, fehlende Lubrikation) zu erfragen und den Leidensdruck des Paares besser zu beurteilen.

Zur Objektivierung der Beschwerdesymptomatik bietet sich der Fragebogen IIEF-5 an (International Index of Erectile Function) [24]. Anhand von 5 Fragen mit entsprechendem Punktwert in der Auswertung lässt sich das Ausmaß der Erektionseinschränkung objektivieren. Gleichzeitig bietet dieser Fragebogen eine gute Möglichkeit, im weiteren Therapieverlauf den Behandlungserfolg zu objektivieren.

Klinische Untersuchung

Da die erektile Dysfunktion ein Symptom für kardiovaskuläre Erkrankungen sein kann, sollten bei V. a. Einschränkungen in diesem Bereich weiterführende Untersuchungen (z. B. Belastungs-EKG) veranlasst werden.

Generell gehören die Bestimmung von Blutdruck, Körpergewicht und Körpergröße sowie der Body-Mass-Index zur Untersuchung (Abb. 4.2). Die virile Behaarung, Fettverteilung und die Beurteilung der Brust (Lipomastie, Gynäkomastie) gehören ebenso zur Inspektion und Palpation wie die Beurteilung des äußeren Genitales. Die Tastuntersuchung des Penis lässt das mögliche Vorliegen von Plaques erkennen, bei der Palpation des Hodens können Konsistenz und Volumen beurteilt werden. Bei Patienten über 45 Jahren sollte eine digital-rektale Untersuchung der Prostata durchgeführt werden.

Labordiagnostik

Sowohl die EAU Guidelines zum männlichen Hypogonadismus als auch die zur erektilen Dysfunktion empfehlen die Bestimmung des Testosterons. Die Blutabnahme erfolgt aufgrund des zirkadianen Rhythmus des Testosterons in der Diagnostik in den Morgenstunden und wird ergänzt durch die Bestimmung von LH, Prolaktin und SHBG, um die Hypophysen-Gonadenachse zu prüfen, ein Prolaktinom auszuschließen und den Anteil des freien Testosterons zu bestimmen. Bei der Hormondiagnostik sollte die Schilddrüsenfunktion zumindest mit der Bestimmung des TSH-Wertes überprüft werden. Selbstverständlich sollen beim Diabetiker die Einstellung der Grunderkrankung durch die Bestimmung des Nüchtern-Blutzuckers und des HbA$_{1c}$-Wertes analysiert werden. Fettstoffwechselstörungen können durch die Ermittlung der Lipide im Blut eruiert werden.

Sonographie

Die Sonographie des Hodens beinhaltet neben der Volumenbestimmung die Beurteilung der Homogenität und Echogenität des Parenchyms. Der Ultraschall des Penis sollte vor allem vor dem Hintergrund möglicher Kalzifikationen entlang oder innerhalb der Schwellkörper durchgeführt werden.

Zur weiterführenden Diagnostik zählen die Sonographie der A. carotis. Durch die Bestimmung der Intima-media-Dicke können Rückschlüsse auf eine generelle Atherosklerose gezogen werden. Die Darstellung der Strompulse kann insuffiziente Flussverhältnisse aufgrund von kardiovaskulären Grunderkrankungen demaskieren und eine spezielle kardiologische Vorstellung nach sich ziehen.

Spezifische diagnostische Tests

Die Diagnostik beim Diabetiker mit erektiler Dysfunktion entspricht prinzipiell der des Patienten ohne vorliegende Stoffwechselstörung, jedoch wird der Schwerpunkt mehr auf vaskulären und hormonellen Ursachen liegen.

Die spezifischen Tests finden Anwendung, wenn die Diagnostik im Bereich der Gefäßsituation oder Nerven vertieft werden soll bzw. erste therapeutische Ansätze mit einem PDE-5-Hemmer ohne Erfolg bleiben (Abb. 4.3).

SKIT (Schwellkörperinjektions-Test): Durch Injektion eines Prostaglandins (5–20 µg) in einen Schwellkörper an der Penisbasis soll eine Erektion ausgelöst werden. Mit der Duplex-Sonographie lassen sich die cavernösen Arterien darstellen und der systolische Blutfluss (normal > 30 cm/sec) sowie der Resistance Index (normal RI > 0,75) ermitteln. Die Erektion wird in Grade (E 1–5) eingeteilt und die Reaktion auf die Menge des Prostaglandins als SKIT-Responder (Grad 4–5) oder Non-Responder (1–3) eingeteilt. Die Untersuchung ermöglicht Rückschlüsse zur Ätiologie der ED. Bei Non-Respondern (auch nach Dosissteigerung) liegt in der Mehrzahl der Fälle eine venöse oder cavernöse Insuffizienz vor. Bei verzögertem Eintritt einer vollständigen Erektion kann eine hämodynamisch relevante arterielle Perfusionsstörung die Ursache sein. Siehe Abb. 4.3. Die diagnostische Testung bietet den Vorteil, dass gleichzeitig die Hemmschwelle für die häusliche Anwendung der Schwellkörperautoinjektionstherapie (SKAT) durch den Patienten selbst reduziert werden kann [1].

Neurologische Untersuchungen: Die Untersuchung des sakralen Reflexes erlaubt erste Rückschlüsse auf eine mögliche nervale Störung. Die bulbocavernöse Reflex-Latenzzeit und andere Nervenleitgeschwindigkeitsuntersuchungen finden im andrologisch-urologischen Setting eher selten Anwendung.

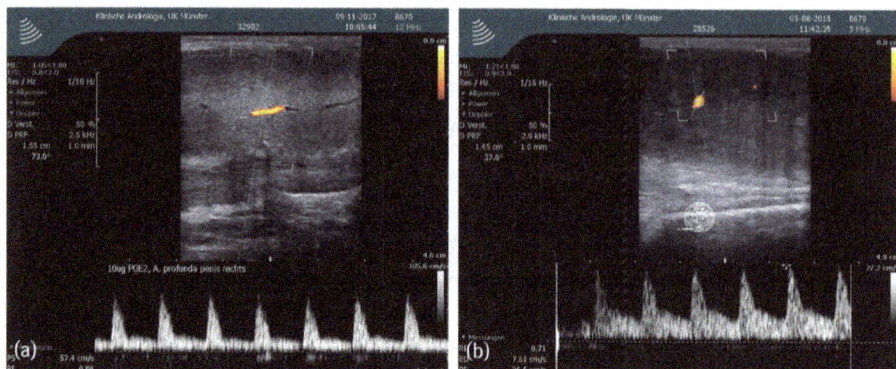

Abb. 4.3: Duplexsonographie der A. profunda penis nach intracavernöser Injektion von 10 μg PGE1. Der Messpunkt der Dopplersonde ist im Lumen der A. profunda penis positioniert (oberer Bildanteil), zusätzlich wird eine Pulskurve dargestellt (unterer Bildanteil). Der maximale systolische Flow ist durch die Spitze der Pulskurve gekennzeichnet, der enddiastolische Flow ist mit dem gelben Kreuz markiert. Der Resistance Index (RI) berechnet sich aus der Differenz des maximalen systolischen und diastolischen Flows, der wiederum durch den maximalen systolischen Flow dividiert wird. (a) Physiologische Duplexsonographie: Bei der dargestellten Abbildung handelt es sich um eine adäquate Reaktion auf das PGE1, dabei ist ein normaler enddiastolischer Flow erkennbar und eine venookklusive Insuffizienz unwahrscheinlich. Der maximale systolische Flow beträgt 57,4 cm/s, was einer normalen arteriellen Perfusion der Corpora cavernosa entspricht. In diesem Fall ist der RI > 0,8, was gegen das Vorliegen einer venösen Insuffizienz spricht. (b) Pathologische Duplexsonographie (venöse Insuffizienz): Hier ist ein erhöhter enddiastolischer Flow erkennbar, was auf eine venookklusive Insuffizienz hinweist (gelbes Kreuz, unterer Bildanteil). Der maximale systolische Flow beträgt 26,5 cm/s, was einer reduzierten arteriellen Perfusion der Corpora cavernosa entspricht. In diesem Fall ist der RI < 0,8, was ebenfalls auf eine venookklusive Insuffizienz hinweist.

Ejakulatuntersuchung

Bei Ejakulationsstörungen muss zunächst geklärt werden, ob es sich um einen Emissionsverlust oder um eine retrograde Ejakulation handelt. Hierbei hilft die mikroskopische Analyse des post-masturbatorischen Urins (der Nachweis von > 15 Spermien/Gesichtsfeld ist beweisend für eine retrograde Ejakulation) [1]. Diese Diagnostik ist vor allem für Patienten mit Kinderwunsch relevant.

Der Hypogonadismus kann zur eingeschränkten Fertilität führen, weshalb ein Spermiogramm bei Patienten mit Androgenmangel und Kinderwunsch angefertigt werden sollte. Die Beurteilung von Gesamtzahl, Motilität und Morphologie der Spermien sowie der Ausschluss von Antikörpern und einer Infektion sind wichtige Parameter bei der Beurteilung der Chancen einer möglichen natürlichen Konzeption unter Kenntnis der weiblichen Faktoren [22].

4.1.1.6 Therapie der sexuellen Funktionsstörungen

Grundsätzlich sollten vor oder zumindest zeitgleich mit der Einleitung einer medikamentösen oder psychologischen Behandlung der erektilen Dysfunktion die Risikofaktoren wie ein arterieller Hypertonus, Dyslipidämie, Adipositas minimiert bzw. therapiert werden. Die optimale Einstellung des Glukosestoffwechsels ist selbstverständlich notwendig vor oder gleichzeitig zur Einleitung von weiteren Therapiemaßnahmen. Rauchen als Risikofaktor sollte auch unabhängig von der Stoffwechselerkrankung eingestellt werden. Die Behandlung der erektilen Dysfunktion kann in konservative, nicht-invasive und invasive Therapieformen eingeteilt werden (Tab. 4.1).

Tab. 4.1: Schematische Übersicht über Behandlungsmöglichkeiten bei Sexualfunktionsstörungen bei Diabetikern.

	Erektile Dysfunktion	**Libidoeinschränkungen**	**Ejakulationsstörungen**
Konservativ	Sexualberatung/ -therapie	Sexualberatung/ -therapie	Sexualberatung/ -therapie
Medikamentöse Therapie	Testosterontherapie bei Vorliegen eines Hypogonadismus	Testosterontherapie bei Vorliegen eines Hypogonadismus	
	PDE-5-Inhibitoren		Imipramin*
	SKAT mit PGE1		
	Intraurethrale Applikation PGE1		
Alternativ	Vakuumpumpe		Vibrostimulation*
Operative Therapie	Schwellkörperimplantation		Testikuläre Spermiengewinnung (TESE)

* bei Kinderwunsch

4.1.1.7 Behandlung des Hypogonadismus

Die Indikation zur Therapie eines Hypogonadismus folgt bei Vorliegen eines Diabetes den gleichen Regeln wie beim Patienten ohne Diabeteserkrankung. Kontraindikationen müssen ausgeschlossen werden, wie das lokal fortgeschrittene oder metastasierte Prostatakarzinom, das seltene virile Mammakarzinom, ein aktiver Kinderwunsch oder eine schwere Herzinsuffizienz. Die Therapie kann entweder mit kurz wirksamen Testosterongelen transdermal (täglich appliziert) oder mit langwirksamen Testosterondepotinjektionen intramuskulär (alle 10–14 Wochen) erfolgen. Ziel der Therapie sind das Erreichen physiologischer Testosteronserumspiegel und eine Linderung der Symptome. Aus diesem Grund ist im ersten Jahr der Therapie eine regelmäßige 3–6-monatige Kontrolle erforderlich, langfristig kann das Kontrollintervall auf 12 Monate ausgedehnt werden. Zu den Sicherheitsparametern vor und während einer Therapie gehören neben der Analytik der Testosteronserumspiegel die Bestimmung von Hämoglobin- und Hämatokritwerten, der PSA-Serumspiegel sowie die symptombezogene klinische Untersuchung, einschließlich der digital-rektalen Palpation der Prostata und der Mamma [25].

Im Rahmen der Therapie einer Erektionsstörung besteht eine Assoziation zwischen einem Testosteronmangel und dem fehlenden Ansprechen auf PDE-5-Inhibitoren. Neben dem Ausgleich des Testosteron-Serumspiegels kann zusätzlich die Anwendung von PDE-5-Inhibitoren nötig sein und umgekehrt. In einigen randomisiert-kontrollierten Studien mit sechsmonatiger Testosteronsubstitution bei Typ-2-Diabetikern konnte eine statistisch signifikante Verbesserung der Libido gezeigt werden [26–28]. Der positive Einfluss auf die erektile Funktion unter Substitution lässt sich jedoch nicht in allen Studien nachweisen. Ein weiterer positiver Effekt der Testosterontherapie beim Typ-2-Diabetiker ist eine verbesserte Insulinresistenz, die verbesserte Glucoseeinstellung, die Verminderung des Körperfetts und der Blutfette [25].

Psychologische Beratung und Therapie

Die Erklärung der physiologischen Vorgänge bei einer Erektion kann dem Patienten beim Verständnis der Symptomatik helfen. Bei stark ausgeprägten Erwartungs- und Versagensängsten sollte eine psychologische Beratung (meist drei Beratungssitzungen im psychologischen Setting) und ggf. Therapie angeboten werden. Individuell muss zuvor die Akzeptanz des Patienten gegenüber dieser Therapie geklärt werden. Die Einbeziehung des Partners kann für die Behandlung und Verbesserung der Kommunikation des Paares notwendig sein. Das Ziel ist eine spannungs- und angstfreie Atmosphäre innerhalb des Paares bei Intimität zu erreichen. Die psychologische Behandlung und ggf. Therapie sollte nicht nur bei psychogener ED, sondern auch bei organisch bedingter Erektionseinschränkung angeboten werden, da die ED eine multifaktorielle Genese aufweist und aus dem erlebten Versagen Ängste resultieren können.

Erstlinientherapie mit PDE-5-Inhibitoren (PDE-5-i)

Mit Einführung der PDE-5-Inhibitoren haben sich die Therapiemöglichkeiten für Patienten mit erektiler Dysfunktion grundsätzlich geändert, dies gilt auch für Patienten mit Diabetes. Die Wirkungsweise der Inhibitoren ist wie folgt: Durch die Hemmung der Phosphodiesterase-5 wird weniger cGMP metabolisiert. Dies führt zu einer verlängerten Phase der Relaxation der glatten Muskulatur in den Schwellkörpern, verbunden mit einer Zunahme der penilen Perfusion und somit zur Verbesserung der Erektion. Bedingung für den Wirkeintritt der PDE-5-Hemmer ist eine intakte Weiterleitung des Nervenimpulses nach vorausgegangener adäquater sexueller Stimulation und das Vorhandensein von NO in den Schwellkörpern. Die Wirkung ist dosisabhängig und zeigt bei den jeweils höchsten Dosen ein Ansprechen von 80 % [29]. Bei Diabetikern ist die Erfolgsrate in vielen Studien niedriger (60–70 %): Dies liegt unter anderem auch an den bestehenden Begleiterkrankungen, wie beispielsweise auch einem Hypogonadismus, der entsprechend immer vorher ausgeschlossen werden sollte [8].

Phosphodiesterasen lassen sich in Subtypen klassifizieren, und PDE-5 kommt vor allem in den penilen Gefäßen vor. In der Retina ist PDE-6 vorhanden, was die Sehstörungen und die Störungen im Farbsehen unter hochdosiertem Sildenafil erklärt. Die geringste Affinität zu PDE-6 weist Tadalafil auf.

Momentan sind 4 Substanzgruppen bekannt: Sildenafil, Tadalafil, Vardenafil und Avanafil, die sich in ihrer Pharmakokinetik, also dem Beginn des Wirkungseintritts, und ihrer Halbwertszeit unterscheiden. Bei den PDE-5-Hemmern handelt es sich meist um eine Bedarfsmedikation, die ca. 15–30 Minuten vor dem Geschlechtsverkehr eingenommen wird (Tab. 4.2). Alternativ kann die Behandlung auch als kontinuierliche Therapie in einer niedrigeren Dosierung erfolgen, wobei für die kontinuierliche Gabe nur eines der Präparate zugelassen ist (Tadalafil 5 mg täglich). Die Wahl des Präparates richtet sich somit auch nach den sexuellen Gewohnheiten und Wünschen des Patienten.

Tab. 4.2: Phosphodiesterase-5-Inhibitoren. Generell handelt es sich um eine Bedarfsmedikation, die entsprechend des Wirkeintritts präkoital eingenommen wird. Tadalafil 5 mg/d kann täglich eingenommen werden und ist zudem zur Behandlung von LUTS (lower urinary tract symptoms) zugelassen. Die Nebenwirkungen bei den Präparaten sind ähnlich: Kopfschmerz, Gesichtsrötung, Schwellung der Nasenschleimhäute, Schwindelgefühl, Störungen im Farbsehen, bei Tadalafil speziell können Rückenschmerzen auftreten.

Substanz	Dosierung	Wirkeintritt	Wirkdauer
Avanafil	50/100/200 mg	> 20 min	ca. 18h
Sildenafil	25/50/100 mg	> 60 min	ca. 18h
Tadalafil	10/20 mg alternativ 5 mg/d	> 120 min	ca. 36h
Vardenafil	5/10/20 mg	> 20 min	ca. 12h

Um das Ansprechen auf die PDE-5-i beurteilen zu können, ist die Aufklärung des Patienten enorm wichtig. Er muss verstehen, dass Voraussetzung für die Wirkung eine sexuelle Stimulation ist. Darüber hinaus ist eine einmalige Anwendung nicht aussagekräftig. Es sollte somit die Bereitschaft zur Anwendung der Bedarfsmedikation zu mindestens 8 Zeitpunkten bestehen. Generell ist zu Beginn eine höhere Dosis zu empfehlen, um eine höhere Erfolgsrate zu erzielen. Bei Nicht-Ansprechen oder Nebenwirkungen kann ein Präparatewechsel sinnvoll sein. Alternativ zur Bedarfsmedikation kann die tägliche Einnahme von 5 mg Tadalafil angeboten werden.

Kontraindikationen für die Einnahme von PDE-5-i bestehen bei gleichzeitiger Einnahme von Nitraten oder NO-Donatoren, da durch die Kombination eine Senkung des Blutdrucks um bis zu 50 mmHg ausgelöst werden kann und somit Synkopen entstehen können.

Unsicherheit besteht oft in Bezug auf die Einnahme von PDE-5-i und kardialen Vorerkrankungen respektive weiterführenden Untersuchungen. Die Princeton Recommendations für das Management der erektilen Dysfunktion und kardiovaskulärer

Erkrankung geben folgende Empfehlungen: Bei Patienten mit geringem kardiovaskulärem Risiko (leichte, stabile Angina pectoris, eingestellter Hypertonus) sind keine weiteren diagnostischen Schritte nötig. Liegen eine latente Herzinsuffizienz (NYHA Stadium I und II) oder eine mittelschwere Angina pectoris vor, ist eine kardiologische Diagnostik mit Belastungs-EKG zu empfehlen. Bei hohem kardiovaskulärem Risiko mit dekompensierter Herzinsuffizienz, einer instabilen Angina pectoris oder unkontrollierter Hypertonie ist von einer Behandlung der ED so lange abzusehen, bis die kardiologische Situation stabilisiert wurde [30].

Insgesamt sind PDE-5-i eine sehr effektive und sichere Therapie für die ED, bei Non-Respondern oder Patienten mit Kontraindikationen müssen Alternativen erwogen werden. Von einem Non-Responder spricht man, wenn der Patient unter optimalen Bedingungen nicht in der Lage war, nach insgesamt 8 Versuchen mit der Höchstdosierung mindestens 1–2-mal erfolgreich Geschlechtsverkehr auszuüben.

Topische Therapie MUSE®

Die intraurethrale Applikation von Alprostadil (MUSE®) ist als Alternative zu PDE-5-i eine mögliche Therapieoption (Tab. 4.1). Das Prostaglandin E_1 wird in Dosierungen zwischen 250–1.000 µg intraurethral appliziert. Über eine Vasodilatation und Steigerung der Durchblutung soll es zu einer verbesserten Erektion kommen. Im Vergleich zur intracavernösen Applikation ist die Wirkung jedoch geringer. Die Compliance der Patienten ist eher gering, nach 15 Monaten beenden rund 75 % der Patienten diese Therapie wieder [1]. Ein Brennen im Bereich der Urethra und das Verwenden von Kondomen bei schwangerer Partnerin sind wichtige Bestandteile der Aufklärung des Patienten.

Schwellkörperautoinjektionstherapie (SKAT)

Insbesondere Diabetiker mit einer Polyneuropathie können von dieser Therapieform profitieren. Prostaglandin E1 kann in einer Dosis von bis zu 40 µg intracavernös appliziert werden, alternativ kommt bei Nichtansprechen auf PGE1 ein sogenannter Triple Mix aus Prostaglandin E1, Papaverin und Phentolamin in Betracht. Generell wird zunächst mit einer geringen Dosierung begonnen und bei nicht (ausreichendem) Ansprechen entsprechend gesteigert. Ein gewisses Maß an manueller Geschicklichkeit ist für die Injektion nötig. Nach Desinfektion wird das Präparat basisnah in einen der beiden Schwellkörper lateralseitig injiziert. Die Injektionsstelle sollte jedes Mal gewechselt werden, um das Risiko für die Entstehung von Plaques oder Schwellkörperfibrosen zu verringern. Das Präparat wird ca. 10–20 Minuten vor gewünschtem Sexualverkehr appliziert, das Ziel ist eine Erektionsdauer von 30–60 min. Über eine Injektionsfrequenz von max. 2–3 Mal pro Woche sollte der Patient aufgeklärt werden. Im Verlauf kann eine Steigerung der Dosis aufgrund einer weiteren möglichen Qualitätsabnahme des Schwellkörpergewebes notwendig werden. Wie bei den PDE-5-i ist eine dekompensierte kardiovaskuläre Erkrankung eine Kontraindikation für die Anwendung von SKAT. Eine Antikoagulation hingegen stellt kein erhöhtes Risiko für Blutungen nach Injektion dar, wenn ausreichend komprimiert wird. Vor Beginn der Therapie müssen die Patienten schriftlich über die seltenen, aber dennoch relevanten Komplikationen aufgeklärt werden. Zu erwähnen sind vor allem die prolongierte Erektion (Priapismus), eine mögliche Schwellkörperinfektion (bei unsachgemäßer Handhabung) sowie die mögliche Schädigung der Schwellkörper durch Fibrose- oder Plaquebildung (mit zunehmendem Erektionsverlust oder Ausbildung einer Penisdeviation) insbesondere bei Langzeitanwendung. Das Risiko für den Priapismus ist insbesondere bei initialer Dosisfindung oder nicht eingehaltener Rekonvaleszenz zwischen den Injektionen erhöht [1]. Wenn eine prolongierte Erekion (3–5 h) besteht, sollte der Patient urologische Hilfe aufsuchen, sodass ggf. eine Aspiration des Blutes aus den Schwellkörpern beziehungsweise eine medikamentöse Behandlung (Sympathomimetikum) intracavernös erfolgen kann.

Vakuum-Erektionshilfe

Bei Nicht-Ansprechen einer hochdosierten SKAT-Therapie ggf. in Kombination mit PDE-5-Inhibitoren oder bei Ablehnung der genannten Therapieoptionen durch den Patienten stellt die Vakuum-Erektionshilfe die letzte konservative Behandlungsoption der ED dar. Durch den unterbrechenden Charakter bei und durch die Anwendung des Geräts ist eine stabile und erfahrene sexuelle Beziehung fast immer Voraussetzung für den Erfolg dieser Therapieform. Ein Kunststoffzylinder wird über den flacciden Penis gestülpt und ein Vakuum mittels manueller oder batteriebetriebener Pumpe erzeugt, was zu einer Füllung des Penis mit Blut führt. Ein Penisring wird auf die Penisbasis abgestreift um das Abfließen des Blutes nach Entfernung der Vakuumerektionshilfe zu verhindern. Die Rigidität erreicht nicht die einer natürlichen Erektion, oft berichten die Patienten auch von einer Instabilität des Gliedes an der Penisbasis, da sich der venöse Abstrom aus dem proximalen Anteil der Corpora cavernosa nicht unterbinden lässt. Dennoch stellt es eine gute Alternative mit sehr geringem Nebenwirkungsspektrum dar. Aufgrund des Vakuums und des Penisringes kann es zu Petechien und oberflächlichen subkutanen Einblutungen kommen, die mit subjektivem Kälte- und Taubheitsgefühl einhergehen können. Auch sollte der Anwender darauf achten nicht mit anliegendem Penisring einzuschlafen. Bei jüngeren Patienten ist diese Technik selten akzeptiert, bei älteren Diabetikern kann es eine Alternative zur Implantatchirurgie / Prothesenchirurgie sein.

Operative Behandlungsmöglichkeiten

Die operative Einlage von Schwellkörperimplantaten stellt die Ultima ratio in der Therapie der ED dar (Kap. 5). Meist kommen heutzutage zwei- bis dreiteilige hydraulische und antibiotikabeschichtete Systeme zur Anwendung. Das Implantat besteht aus zwei Schwellkörperzylindern und einer über zwei Schläuche mit den Zylindern verbundenen im Skrotum liegenden Pumpe, die wiederum über einen Schlauch mit dem intra- oder extraperitoneal liegenden flüssigkeitsgefüllten Reservoir verbunden ist. In diesem Reservoir befindet sich zumeist Kochsalzlösung, die bei Bedarf über den Pumpmechanismus in die Zylinder, die in den Corpora cavernosa liegen, gepumpt wird. Durch die Ausdehnung der Zylinder sind Tumeneszenz, Rigidität und Länge des Penis beeinflussbar. Das Implantat führt zu einer sehr natürlichen Erektionsqualität, da nicht nur der distale sichtbare, sondern auch der proximale Anteil der Schwellkörper rigide werden. Die Zufriedenheit beider Partner ist in aktuellen Studien mit > 75 % sehr hoch. Durch die Weiterentwicklung der Implantate und der OP-Technik haben sich die Infektionsraten selbst bei Diabetikern auf 2–3 % reduziert [31]. Wichtig ist die adäquate Aufklärung der Patienten vor der Operation: Durch das instrumentelle Komprimieren der eigentlichen Schwellkörper bei der Implantation ist eine natürliche Erektion nach diesem Eingriff nicht mehr möglich. Länge und Umfang des Penis nehmen etwas ab und die Glans bleibt auch nach Aktivierung der Prothese flaccide. Semirigide Implantate werden nur noch selten verwendet. Sie stellen prinzipiell eine kostengünstige Alternative dar, sind jedoch insbesondere beim Diabetiker aufgrund der höheren Infektionsgefahr und eines höheren Risikos der Perforation der Glans penis (aufgrund des auf dem distalen Schwellkörperanteil lastenden Dauerdruckes) eher keine gute Therapieoption.

Die penile Revaskularisierungschirurgie mit arterieller Gefäßrekonstruktion oder die Durchführung einer Venensperroperation spielt beim Patienten mit Diabeteserkrankung keine Rolle.

Insgesamt lässt sich die erektile Dysfunktion beim Diabetiker gut therapieren. Grundvoraussetzung bleiben ein gut eingestellter Diabetes mellitus, das Anpassen von Lebensgewohnheiten und Risikofaktoren (Tab. 4.1).

Die Diagnostik und Therapie eines Hypogonadismus ist gerade bei Patienten mit Diabetes essentiell und sollte der weiteren Therapie vorausgehen. Eine psychosexuelle Behandlung kann sinnvoll sein und individuell angeboten werden. In erster Linie kommt, nach Ausschluss weiterer organischer Ursachen und Kontraindikationen, die Behandlung mit PDE-5-Inhibitoren in Betracht. Im nächsten Schritt kann die Schwellkörperautoinjektions-Therapie (SKAT) oder die intraurethrale Applikation von Prostaglandin empfohlen werden. Insgesamt sind so bereits 80 % der Patienten behandelt [8]. Des Weiteren kann eine Vakuumpumpen-Therapie angeboten werden, und bei korrekter Indikationsstellung und adäquater Aufklärung bringt die operative Schwellkörperimplantation die gewünschte Patientenzufriedenheit (Tab. 4.1).

Therapie der Ejakulationsstörungen

Bei Patienten mit Kinderwunsch, einem ausgeglichenen Hormonstatus und Ejakulationsstörungen kann ein medikamentöser Behandlungsversuch mit Alpha-Adrenergika oder Imipramin 25 mg (Tag 1–3: 25 mg, Tag 4–7: 50 mg abends) unternommen werden. Über eine Steigerung des adrenergen Tonus soll eine bessere Kontraktion des Samenleiters und des internen Sphinkters (Blasenhals) erreicht werden. Die genannten Medikamente können dem Effekt von Alphablockern, die zur Therapie des Restharns (eine weitere Komplikation der diabetischen Polyneuropahtie) eingesetzt werden, entgegenwirken. Der Einsatz sollte daher nur nach sorgfältiger Abwägung im Einzelfall erfolgen [24]. Bei retrograder Ejakulation ist es selten möglich, Spermien aus dem post-masturbatorischen Urin zu gewinnen und nach Aufarbeitung für ein Verfahren der assistierten Reproduktion zu verwenden. Alternativ kann die Verwendung von Elektrovibrostimulatoren ausgetestet werden, die der Patient selbst bedienen kann. Ziel ist es, eine retrograde oder antegrade Ejakulation zu erlangen, um die Möglichkeiten einer Selbstinsemination in häuslicher Umgebung oder letztlich eine assistierte Reproduktionstechnik (ART) zu ermöglichen.

Bei Versagen dieser Therapieoptionen bleibt im Falle der nicht-therapierbaren Ejakulationsstörung und bestehendem Kinderwunsch die Option der operativen testikulären Spermiengewinnung mit Kryokonservierung von Spermien und deren Verwendung für die nachfolgende ART. Diesen insgesamt recht aufwendigen Prozeduren sollten in jedem Fall weitergehende, die Fertilität abklärende Untersuchungsschritte beider Partner vorausgehen.

4.1.1.8 Prävention der sexuellen Funktionsstörungen

Daten zur Vermeidung einer erektilen Dysfunktion beim Diabetiker gibt es nicht, da die Genese dieses Symptoms oft multifaktoriell bedingt ist. Grundsätzlich erscheint die Prävention kardiovaskulärer, neurologischer und hormoneller Defizite sinnvoll.

Grundsätzlich ist die optimale Einstellung des Diabetes essentiell, denn es gibt einen Zusammenhang zwischen dem HbA_{1c}-Wert und dem Punktwert des IIEF-Fragebogens [32]. Als Richtwert sollte ein HbA_{1c} von < 6,5 % angestrebt werden.

Da Typ-2-Diabetiker ein hohes Risiko für die Entwicklung eines Hypogonadismus haben, ist die frühzeitige Diagnostik und nachfolgende Testosteronersatztherapie eine Option, sexuelle Funktionsstörungen zu behandeln. Darüber hinaus sind positive Sekundäreffekte bzgl. Essverhalten, körperlicher Bewegung und metabolischer Parameter zwischenzeitlich gezeigt worden [33].

Zusammen mit der Empfehlung eines gesunden Lebensstils ist bei gesicherter Diagnose des Hypogonadismus und fehlenden Kontraindikationen eine Testosterontherapie etabliert. Aus zahlreichen Studien der letzten 10 Jahre profitieren die Patienten nicht nur im Hinblick auf Libido und Potenz, sondern insbesondere übergewichtige Patienten erzielen positive Stoffwechseleffekte im Hinblick auf die Insulinresistenz und das kardiovaskuläre Risiko. Ein erhöhtes Risiko zur Entwicklung eines Prostatakarzinoms durch eine Testosterontherapie besteht nach aktuellem Wissensstand nicht [25].

Literatur

[1] van Ahlen H, Kliesch S. Störungen der Erektion, Kohabitation und Ejakulation. In: Nieschlag E, Behre H, Nieschlag S, eds. Grundlagen und Klinik der reproduktiven Gesundheit des Mannes. Berlin, Springer, 2009.

[2] Dunsmuir WD, Holmes SA. The aetiology and management of erectile, ejaculatory, and fertility problems in men with diabetes mellitus. Diabet. Med. 1996,13(8),700–8.

[3] NIH Consensus Conference. NIH Consensus Development Panel on Impotence. Impot. JAMA. 1993270,83–90.

[4] Hall SA, Esche GR, Araujo AB, et al. Correlates of low testosterone and symptomatic androgen deficiency in a population-based sample. J Clin Endocrinol Metab. 2008,93(10),3870–7.

[5] Dhindsa S, Miller MG, Mcwhirter CL, et al. Testosterone concentrations in diabetic and nondiabetic obese men. Diabetes Care. 2010,33,1186–92.

[6] Kapoor D, Aldred H, Clark S, Channer KS, Jones TH. Clinical and biochemical assessment of hypogonadism in men with type 2 diabetes: Correlations with bioavailable testosterone and visceral adiposity. Diabetes Care 2007,30,911–7.

[7] Fedele D, Bortolotti A, Coscelli C, et al. Erectile dysfunction in type 1 and type 2 diabetics in Italy. On behalf of Gruppo Italiano Studio Deficit Erettile nei Diabetici. Int. J. Epidemiol 2000,29,524–31.

[8] Zitzmann M, Kliesch S. Erektile Dysfunktion beim Diabetiker: Aktuelle Diagnostik und Therapie. Aktuelle Urol. 2015,46,303–8.

[9] Sairam K, Kulinskaya E, Boustead GB, Hanbury DC, Mcnicholas TA. Prevalence of undiagnosed diabetes mellitus in male erectile dysfunction. BJU Int 2001,88,68–71.

[10] Dhindsa S, Prabhakar S, Sethi M, Bandyopadhyay A, Chaudhuri A, Dandona P. Frequent occurrence of hypogonadotropic hypogonadism in type 2 diabetes. J. Clin. Endocrinol. Metab. 2004,89,5462–8.

[11] Meldrum DR, Burnett AL, Dorey G, Esposito K, Ignarro LJ. Erectile hydraulics: Maximizing inflow while minimizing outflow. J. Sex. Med. 2014,11,1208–20.

[12] Gratzke C, Angulo J, Chitaley K, Dai Y, Kim NN, Paick J-S, et al. Anatomy, Physiology, and Pathophysiology of Erectile Dysfunction. J. Sex. Med. 2010,7(1 Pt 2),445–75.

[13] Guay AT. Sexual dysfunction in the diabetic patient. Int. J. Impot. Res. 2001,13(Suppl 5),47–50.

[14] Buvat J, Maggi M, Gooren L, et al. Endocrine aspects of male sexual dysfunctions. J. Sex. Med. 2010,7,1627–56.

[15] Zitzmann M. Testosterone deficiency, insulin resistance and the metabolic syndrome. Nat Rev Endocrinol 2009,5,673–81.

[16] Isidori AM, Caprio M, Strollo F, et al. Leptin and androgens in male obesity: Evidence for leptin contribution to reduced androgen levels. J. Clin. Endocrinol. Me999,84,3673–80.

[17] Caprio M, Isidori AM, Carta AR, Moretti C, Dufau ML, Fabbri A. Expression of functional leptin receptors in rodent Leydig cells. Endocrinology 1999,140,4939–47.

[18] Isidori AM, Strollo F, Moré M, et al. Leptin and aging: Correlation with endocrine changes in male and female healthy adult populations of different body weights. J. Clin. Endocrinol. Metab 2000,85,1954–62.

[19] Castellano JM, Roa J, Luque RM, et al. KiSS-1/kisspeptins and the metabolic control of reproduction: Physiologic roles and putative physiopathological implications. Peptides 2009,30(1),139–45.

[20] Seftel AD, Maclennan GT, Chen ZJ, et al. Loss of TGFbeta, Apoptosis, and Bcl-2 in Erectile Dysfunction and Upregulation of p53 and HIF-1alpha in Diabetes-Associated Erectile Dysfunction. Mol. Urol. 1999,3,103–7.

[21] Mallidis C, Agbaje I, McClure N, Kliesch S. The influence of diabetes mellitus on male reproductive function: a poorly investigated aspect of male infertility. Urologe A 2011,50,33–7.

[22] Nieschlag E, Schlatt S, Behre HM, Kliesch S. WHO Laborhandbuch zur Untersuchung und Aufarbeitung des menschlichen Ejakulats. WHO World Health Organization, 2010.

[23] Agbaje IM, McVicar CM, Schock BC, et al. Increased concentrations of the oxidative DNA adduct 7,8-dihydro-8-oxo-2-deoxyguanosine in the germ-line of men with type 1 diabetes. Reprod. Biomed. Online. 2008,16,401–9.

[24] AWMF, S3-Leitlinie. Nationale VersorgungsLeitlinie Neuropathie bei Diabetes im Erwachsenenalter. 2016.

[25] Dohle G, Arver S, Bettocchi C, Jones T., Kliesch S, Punab M. Guidelines on Male Hypogonadism. Eur. Assoc. Urol. 2015,1–24.

[26] Jones TH, Arver S, Behre HMH, et al. Testosterone replacement in hypogonadal men with type 2 diabetes and/or metabolic syndrome (the TIMES2 study). Diabetes Care 2011,34(4),828–37.

[27] Hackett G, Cole N, Bhartia M, Kennedy D, Raju J, Wilkinson P. Testosterone Replacement Therapy with Long-Acting Testosterone Undecanoate Improves Sexual Function and Quality-of-Life Parameters vs. Placebo in a Population of Men with Type 2 Diabetes. J. Sex. Med. 2013,10,1612–27.

[28] Giltay EJ, Tishova YA, Mskhalaya GJ, Gooren LJG, Saad F, Kalinchenko SY. Effects of Testosterone Supplementation on Depressive Symptoms and Sexual Dysfunction in Hypogonadal Men with the Metabolic Syndrome. J. Sex. Med. 2010,7,2572–82.

[29] Hatzimouratidis K, Eardley I, Giuliano F, Hatzichristou D, Moncada I, Salonia A, et al. Guidelines on Male Sexual Dysfunction: Erectile dysfunction and premature ejaculation [Internet]. Eur. Urol. 2010. Available from: uroweb.org/wp-content/uploads/14-Male-Sexual-Dysfunction_LR.pdf

[30] Nehra A, Jackson G, Miner M, Billups KL, Burnett AL, Buvat J, et al. The Princeton III Consensus recommendations for the management of erectile dysfunction and cardiovascular disease. Mayo Clin Proc. 2012,87,766–78.

[31] Trost LW, McCaslin R, Linder B, Hellstrom WJG. Long-term outcomes of penile prostheses for the treatment of erectile dysfunction. Expert Rev. Med. Devices. 2013,10,353–66.

[32] Romeo JH, Seftel AD, Madhun ZT, Aron DC. Sexual function in men with diabetes type 2: association with glycemic control. J. Urol 2000,163,788–91.

[33] Heufelder AE, Saad F, Bunck MC, Gooren L. Fifty-two-week treatment with diet and exercise plus transdermal testosterone reverses the metabolic syndrome and improves glycemic control in men with newly diagnosed type 2 diabetes and subnormal plasma testosterone. J. Androl. 2009,30,726–33.

4.2 Sexualfunktionsstörungen bei Diabetikerinnen

Arndt van Ophoven

Sexuelle Gesundheit wird nach der WHO nicht als die alleinige Abwesenheit von körperlichen Krankheiten, Dysfunktionen oder Störungen definiert, sondern vielmehr als körperliches, emotionales, psychisches und soziales Wohlbefinden in Bezug auf Sexualität [1]. Der Diabetes ist als eine bedeutsame Ursache für Sexualfunktionsstörungen bereits im 10. Jahrhundert beschrieben worden. Der persische Arzt und Philosoph Avicenna (980–1037) charakterisierte den Diabetes mellitus mit „unnormalem Appetit und Zusammenbruch der Sexualfunktion" [2]. Bei Männern sind sowohl Diabetes Typ-1 als auch Typ-2 als bedeutsame Risikofaktoren für Sexualfunktionsstörungen bekannt und akzeptiert (siehe Vorkapitel) und obwohl die Prävalenz des Diabetes bei Frauen deutlich höher ist als bei Männern, ist der diabetogen weiblichen Sexualfunktionsstörung (FSD, Female Sexual Dysfunction) weit weniger medizinische Aufmerksamkeit und Forschungstätigkeit zuteilgeworden.

4.2.1 Merkmale und Besonderheiten der weiblichen Sexualität

Zahlreiche epidemiologische Studien belegen, dass die weibliche Sexualität ebenso wie weibliche Sexualfunktionsstörungen durch zahlreiche Faktoren bedingt und beeinflusst sind. Deren biologische, psychologische und soziokulturelle Komplexität begründet die Komplexität und Vielschichtigkeit der weiblichen Sexualität. Organisch-somatische Grunderkrankungen (z. B. urogenitale Fehlfunktionen) haben ebenso wie psychische Störungen (z. B. Depressionen) großen Einfluss, gleiches gilt auch für hormonelle Veränderungen, inklusive Eintritt der Menopause, Pharmakotherapien und andere medizinische Behandlungen (z. B. chirurgische oder strahlentherapeutische Maßnahmen im Becken und Brustbereich) [3]. Diese und weitere Faktoren, welche die weibliche Sexualität beeinflussen, werden unterteilt in prädisponierende, auslösende und aufrechterhaltende Faktoren [4]. Der Diabetes spielt bei allen diesen drei Faktoren eine bedeutsame Rolle: prädisponierende Faktoren beinhalten z. B. diabetogene angeborene oder frühzeitig eingetretene Erkrankungen, ausgeprägt z. B. im Rahmen des juvenilen Diabetes. Bei den auslösenden Faktoren ist der Diabetes genauso bedeutsam wie hormonelle Veränderungen oder das Auftreten einer Angststörung und als chronische Erkrankung ist der Diabetes selbstredend in der Kategorie der aufrechterhaltenden Faktoren eine bedeutsame Erkrankung.

https://doi.org/10.1515/9783110538854-004-part2

4.2.2 Definition und Klassifikation der weiblichen Sexualfunktionsstörung

Für die Beurteilung der Auswirkung des Diabetes auf die weibliche Sexualität ist es wesentlich, die jeweilige Definition und Klassifikation der FSD zu kennen, um die hierauf basierenden epidemiologischen und weiteren gewonnenen Daten zu beurteilen. Dies erlaubt den Vergleich von Frauen mit und ohne Diabetes und die Beurteilung, ob erhobene Populationscharakteristika für alle Frauen oder ausschließlich für Diabetikerinnen typisch sind. Die Definition der FSD war in den letzten Jahrzehnten großen Veränderungen unterlegen, welche die Veränderungen in Verständnis und Wahrnehmung von sexuellen Funktionsstörungen widerspiegeln. Tab. 4.3 gibt eine Übersicht der Klassifikation sexueller Funktionsstörungen der Frau nach DSM-4 (Diagnostic and Statistical Manual of Mental Disorders, 2000), DSM-5 (2009), ICD-10 (International Classification of Diseases, WHO 1992) sowie der aktuell in Entwicklung befindlichen ICD-11-Klassifikation.

Tab. 4.3: Übersicht sexueller Funktionsstörungen der Frau in den Diagnosesystemen DSM und ICD (gekürzt und modifiziert nach Hoyer et al. [1])

DSM-IV	DSM-5	ICD-10[a]	ICD-11 (Vorschlag)
Störung der sexuellen Appetenz			
Störung mit verminderter sexueller Appetenz (302.71)	Störung des sexuellen Interesses bzw. der Erregung bei der Frau (F52.22)	Mangel oder Verlust von sexuellem Verlangen (F52.0)	Dysfunktion des sexuellen Verlangens der Frau
Störung mit sexueller Aversion (302.79)		Sexuelle Aversion (F52.1)	*(Empfehlung, diese Kategorie wegzulassen)*
Störung der sexuellen Erregung			
Störung der sexuellen Erregung	Störung der sexuellen Erregung	Versagen genitaler Reaktionen (F52.2) oder Impotenz organischen Ursprungs (N48.4)	Sexuelle Erregungsstörung bei der Frau
Orgasmusstörung			
Weibliche Orgasmusstörung	Weibliche Orgasmusstörung	Weibliche Orgasmusstörung	Weibliche Orgasmusstörung

Tab. 4.3: (fortgesetzt) Übersicht sexueller Funktionsstörungen der Frau in den Diagnosesystemen DSM und ICD (gekürzt und modifiziert nach Hoyer et al. [1])

DSM-IV	DSM-5	ICD-10[a]	ICD-11 (Vorschlag)
Sexuelle Schmerzstörungen			
Vaginismus (306.51, nicht aufgrund eines medizinischen Krankheitsfaktors) bzw. Dyspareunie (306.76, nicht aufgrund eines medizinischen Krankheitsfaktors)	Genitopelvine Schmerz-Penetrationsstörung (Dyspareunie / Vaginismus)	Nichtorganischer Vaginismus (F52.5); Vaginismus (organisch, N94.2)	Sexuelle Schmerz-Penetrationsstörung (in zusätzlicher Gruppierung: Sexuelle Schmerzstörungen)

[a] Im ICD 10 wird unterschieden zwischen sexuellen Funktionsstörungen ohne organische Ursache (F-Kapitel: Psychische und Verhaltensstörungen) sowie Störungen verursacht durch eine organische Ursache (N-Kapitel: Krankheiten des Urogenitalsystems), im DSM wird diese Unterscheidung nicht vorgenommen. Die Empfehlung für den ICD 11 besteht darin, diese Unterscheidung ebenfalls aufzugeben und von einem integrativen Diagnoseansatz auszugehen.

Die unterschiedlichen Definitionen der letzten Jahre basierten auf und wurden schlussendlich revidiert infolge sich verändernder Wahrnehmung und Definition von sexueller Normalität sowie Akzeptanz und Anerkennung der hohen subjektiven Natur sexueller Erfahrungen unter dem Einfluss wechselnder gesellschaftlicher, kultureller Perspektiven und Konzeptualisierung sowie unterschiedlicher Modelle bezüglich sexueller Interaktion. In den letzten Jahren hat vor allem das Konzept von „Dysstress"-Erfahrung große Auswirkung auf die Definition von FSD gehabt [5]. Durch die Einführung und Berücksichtigung von sexuellem Dysstress in die epidemiologische Forschung fiel die Prävalenzrate der FSD in Populationsstudien an der Allgemeinbevölkerung von zuvor 42–60 % [6–8] auf 15–20 % [9–11]. Es ist diskutiert worden, dass der Begriff „Dysstress" im FSD Kontext zu harsch und unzutreffend sein könnte und stattdessen „Belastung" passender wäre. Der anhaltende Wechsel in der Definition der FSD inkl. Diskussion zur Bedeutung des Dysstress / Belastungsfaktors und die hieraus resultierenden hohen Prävalenzen von FSD in der gesunden bzw. Diabetes erkrankten Population haben in den letzten Jahren große Herausforderungen in der Forschung und dem Erkenntnisgewinn zu FSD bei Diabetikerinnen dargestellt.

4.2.3 Auswirkung des Diabetes auf weibliche Sexualfunktionen

Sexualfunktionsstörungen bei Diabetikerinnen können durch biologische, soziokulturelle und psychologische Faktoren erklärt werden [12].

- Hyperglykämie dehydriert die vaginalen Schleimhäute und führt zu Lubrikationsstörungen und Dyspareunie.
- Erhöhtes Infektionsrisiko im Urogenitaltrakt fördert vaginale Missempfindungen und Dyspareunie.
- Diabetogene Gefäß- und Nervenschäden resultieren in genitalen Sensorik- und Durchblutungsstörungen, welche die genitale Erregbarkeit negativ beeinflussen und die zuvor genannten Punkte zusätzlich fördern.
- Psychosoziale Belastung, die aus der Chronizität der Erkrankung und Coping-Problemen resultieren, fördern depressive Störungen mit großem Einfluss auf die sexuelle Gesundheit.

1971 wurde die Rolle des Diabetes für die weibliche Sexualität medizinisch-wissenschaftlich erstmals beachtet [13], 1998 erschien eine erste große Übersichtsarbeit zu FSD bei Diabetikerinnen. Tab. 4.4 gibt einen Überblick der Studien zu FSD bei Diabetikerinnen und spiegelt die unterschiedliche, zum Teil inhomogene, Datenlage zu den verschiedenen Domänen der weiblichen Sexualität (Verlangen/Appetenz, Erregbarkeit, Orgasmus, sexuelles Schmerzempfinden) wider. Die Studie von Enzlin aus dem Jahre 2002 adressiert erstmals das zuvor dargestellte „Dysstress" Konzept als einen Parameter in der Definition und Beschreibung von FSD [14].

4.2.3.1 Einfluss des Diabetes auf sexuelles Verlangen der Frau

Zahlreiche Studien konnten einen signifikanten Verlust im sexuellen Verlangen bei Diabetikerinnen feststellen, wobei die Häufigkeit von 20 % [14–16] bis zu 78 % reicht [12,17–21]. Es muss erwähnt werden, dass nicht wenige Studien keinen Effekt des Diabetes auf sexuelles Verlangen aufzeigen konnten. Ausgeprägt hohe Verluste des sexuellen Verlangens wurden vor allem bei Frauen mit Diabetes-Typ-2 oder Mischformen beobachtet, so dass angenommen wird, dass diese Domäne der weiblichen Sexualität vor allem bei Typ-2-Diabetikerinnen auftritt [22].

4.2.3.2 Einfluss des Diabetes auf die weibliche sexuelle Erregbarkeit

Nahezu jede Studie hat die sexuelle Erregbarkeit von Diabetikerinnen untersucht, wobei die Ergebnisse ebenfalls stark schwanken. Die Unterscheidung zwischen genitaler, subjektiver oder allgemeiner Erregbarkeit und fehlende Homogenisierung hierzu dürfte zur Variabilität der Forschungsergebnisse beigetragen haben. Störungen in der sexuellen Erregbarkeit scheinen in unterschiedlicher Ausprägung sowohl bei Typ-1- als auch bei Typ-2-Diabetikerinnen aufzutreten. Erneut gibt es Studien, die keine Auswirkung des Diabetes auf die Domäne Erregbarkeit vorgefunden haben [23,24]. Die Häufigkeit der Störungen schwankt in den restlichen Studien von 14 %–76 % (Tab. 4.4).

Tab. 4.4: Studien zu FSD bei Diabetikerinnen (komplettiert nach Giraldi)

Studie (Jahr)	Definition & Studien Instrumente	Alter (y)	DM Typ Kontrolle (n)	Allgemeine SF (%)	Appetenz	Erregung (%) (Subjektiv/Objektiv [Lubrifikation])	Orgasmus (%)	Sex. Schmerz (%)	Befriedigung (%)	Anderes	Prädiktor für FSD
Kolodny (1971)	?	18–42	DM-u (125) Kon (100)	–	↑	–/↓ (14%)	↓ (36%)	↓ (3%)	–	–	–
Jensen (1985, 1986)	Fragebogen	26–45	DM-1 (80) Kon (40)	↑	↑	–	–	–	–	–	Neuropathie korreliert mit FSD
Tyrer (1983)	Interview	18–45	DM-1 (82) Kon (47)	–	–	–/↓ (34%)	↑	↑	18% unbefriedigt, kein Daten zu Kon	Weniger negativer GV als Kon	Keine Korrelation zw. FSD & DM Komplikationen
Newman (1986)	DSM-III, DSFI, BDI, MAT	18–50	DM-1 & DM-2 (81), keine Kon	47% reduz. SF	21%	-/32%	15%	21%	–	–	Depression, Unzufriedenheit mit sex. Beziehung
Schreiner-Engel (1987)	DSM-III, DQ, DSFI, MAT	22–60	DM-1 (35) Kon-1 (42) DM-2 (23) Kon-2 (23)	–	DM-1 ↑ DM-2 ↓	DM-1 ↑/↑ DM-2↑/↓ (29%)	DM-1 ↑ DM-2 ↓ (32%)	DM-1 ↑ DM-2 ↓	DM-1 ↑ DM-2 ↓	Frequenz, BI, Zufriedenheit mit Beziehung: DM-1 ↑ DM-2 ↓	Menopause Effekt auf Orgasmus; Alter, DM Dauer, Jahre mit Insulin ohne Effekt

Tab. 4.4: (fortgesetzt) Studien zu FSD bei Diabetikerinnen (komplettiert nach Giraldi)

Studie (Jahr)	Definition & Studien Instrumente	Alter (y)	DM Typ Kontrolle (n)	Allgemeine SF (%)	Appetenz	Erregung (%) (Subjektiv/Objektiv [Lubrifikation])	Orgasmus (%)	Sex. Schmerz (%)	Befriedigung (%)	Anderes	Prädiktor für FSD
Campell (1989)	?	?	DM-1 & DM-2 (48) Keine Kon	–	23 %	-/29 %	23 %	16 %	–	–	
Leedom (1991)	Fragebogen zu SF, BDI, HPRS	≤55	DM-1 (7) DM-2 (20) Kon (11)	–	↓ (Pat. mit Neuropathie)	↓ (Pat. mit Neuropathie)	↓ (Pat. mit Neuropathie)	–	–	–	Depression, Neuropathie
Wincze (1993)	Fragebogen, Plethysmographie (Erregung)	18–40	DM-1 (7) Kon (7)	↑	–	↑/–	–	–	–	–	
Hulter (1998)	Strukt. Interview	27–50	DM-1 (42) Kon (42)	–	↓ (26 %)	↓ (22 %)	↓ (10 %)	–	–	–	Neuropathie
Meeking (1998)	ARSCS	35–53	DM-1 (89) DM-2 (72) Kon (72)	–	↓ (64 %)	–/↓ (70 %)	↓ (50 %)	↓ (43 %)	–	Sexuelles Vergnügen→	
Basson (2001)	BDI, Fragebogen zu SF	19–76	DM-1 (36) DM-2 (27) Kon (67)	–	↑	↑	↑	↑	↑	–	Keine Korrelation mit DM Komplikationen

Tab. 4.4: (fortgesetzt) Studien zu FSD bei Diabetikerinnen (komplettiert nach Giraldi)

Studie (Jahr)	Definition & Studien Instrumente	Alter (y)	DM Typ Kontrolle (n)	Allgemeine SF (%)	Appetenz	Erregung (%) (Subjektiv/Objektiv [Lubrifikation])	Orgasmus (%)	Sex. Schmerz (%)	Befriedigung (%)	Anderes	Prädiktor für FSD
Enzlin (2002)	UKU (DSM-IV)	20–72	DM-1 (97) Kon (145)	↓ (27 %)	↑	–/↓ (19 % der Pat. mit DM Komplikationen)	↑	↑	–		Depression, keine Korrelation mit Alter, BMI, HbA1c, Erkrankungsdauer, DM Komplikationen
Erol (2002)	IFSF	25–47	DM-2 (72) Kon (60)	↓ (51 %)	↓ (78 %)	–/↓ (38 %)	↓ (49 %)	↓ (42 %) (vag. Missempfindungen	↓ (42 %)	Klitoriale Sensorik ↓ (63 %), Zufriedenheit mit Beziehung ↓ (43 %)	Keine Korrelation mit genitaler Sensorik
Erol (2003)	IFSF, biosynthesiometrie	39–50	DM-1 (7) DM-2 (23) Kon (20)	↓ (55 %)	↓	↓	→	–	↑	↓ genitale Sensorik	Keine Korrelation mit genitaler Sensorik
Sarkadi (2003)	Interview, Fragebogen	44–80	DM-2 (33) Keien Kon	–	–	–	–	–	–	Probleme mit Intimität, Scham, Selbstvorwürfen	

Tab. 4.4: (fortgesetzt) Studien zu FSD bei Diabetikerinnen (komplettiert nach Giraldi)

Studie (Jahr)	Definition & Studien Instrumente	Alter (y)	DM Typ Kontrolle (n)	Allgemeine SF (%)	Appetenz	Erregung (%) (Subjektiv/Objektiv [Lubrifikation])	Orgasmus (%)	Sex. Schmerz (%)	Befriedigung (%)	Anderes	Prädiktor für FSD
Rockliffe-Fidler (2003)	Interview, ATT 19, HADS, SFQ	24–83	DM-1 (18) DM-2 (25) Keine Kon		↓ DM-1 (28%) ↓ DM-2 (72%)	↓ DM-1 - / 22% ↓ DM-2 – 72%	↓ DM-1 (28%) ↓ DM-2 (24%)	↓ DM-1 (11%) ↓ DM-2 (4%)	Unzufrieden mit Sexleben DM-1 (28%) DM-2 (72%)	Getrübte sex Freude: ↓ DM-1 16%, ↓ DM-2 64%	Depression, Age, Angst, keine Korrelation mit BMI, DM Einstellung & Komplikationen
Doruk (2005)	FSFI	24–83	DM-1 (18) DM-2 (25) Kon (56)	DM-1: ↓ (71%) DM-2: ↑	↑	DM-1: ↓/↓ (76%/57%) DM-2: ↓ (68%)/-	DM-1: ↓ (66%) DM-2: ↑	↑	↑		Kein Effekt v. Alter, Nikotin, Bildung, Ehestand, chron. Ko-Erkrankungen, vor-OPs, Menopause, Verhütung
Olarinoye (2008)	FSFI	28–60	DM-2 (51) Kon (39)	↓ FSFI score	↑	↓	↓	↓	↓	↓ Partnerschaft	Alter, Dauer DM kein Effekt von BMI, RR, DM, BZ Kontrolle Komplikationen

Tab. 4.4: (fortgesetzt) Studien zu FSD bei Diabetikerinnen (komplettiert nach Giraldi)

Studie (Jahr)	Definition & Studien Instrumente	Alter (y)	DM Typ Kontrolle (n)	Allgemeine SF (%)	Appetenz	Erregung (%) (Subjektiv/Objektiv [Lubrifikation])	Orgasmus (%)	Sex. Schmerz (%)	Befriedigung (%)	Anderes	Prädiktor für FSD
Abu Ali (2008)	FSFI	22–70	DM-1 & -2 (613)	Alter > 50: ↘	↘	Alter > 50: ↘/↘	Alter > 50: ↘	↗	↗		DM Dauer, Alter, BMI, KHK, Retinopathie, kein Effekt v. BZ Kontrolle, DM Typ, Nikotin, RR, Dyslipidämie, Neuropathie
Mezones-Holguin (2008)	FSFI	40–59	DM-2 (36) Kon (36)	↘ (75 %)	↘	↘/↘	↘	←	↘	GV Frequenz ↘, Ehe ↘, mehr Depressionen	Depression, kein Effekt v. Alter, Bildung, Ehe
Fatemi (2009)	ASEX/DSM-IV	32–45	DM-2 (50) Kon (40)	–	↘ (70 %)	↘ (68 %) / ↘ (66 %)	↘ (84 %)	–	↘ (64 %)		DM Dauer, Alter; kein Effekt v. BMI, BZ Ktrll., Bildung, Beruf
Enzlin (2009)	FSFI-R	42,8 ± 7,7	DM-1 (424) Keine Kon	Bei 35 % reduziert	20 %	13 %/14 %	18 %	7 %	25 %		Depression, Eheschließung, kein Effekt div. DM Komplikationen

Tab. 4.4: (fortgesetzt) Studien zu FSD bei Diabetikerinnen (komplettiert nach Giraldi)

Studie (Jahr)	Definition & Studien Instrumente	Alter (y)	DM Typ Kontrolle (n)	Allgemeine SF (%)	Appetenz	Erregung (%) (Subjektiv/Objektiv [Lubrifikation])	Orgasmus (%)	Sex. Schmerz (%)	Befriedigung (%)	Anderes	Prädiktor für FSD
Maiorino (2017)	FSFI, FSDS, SF-36, SRDS, ATT-19	18–35	DM-1 (145 Kon (66)	20 % mit FSD	↗	↘	↗	↗	↘		Forcierte Insulintherapie, Depression,
Enzlin (2009)	FSFI-R	42,8 ± 7,7	DM-1 (424) Keine Kon	Bei 35 % reduziert	20 %	13 %/14 %	18 %	7 %	25 %		Depression, Eheschließung, kein Effekt div. DM Komplikationen
Maiorino (2017)	FSFI, FSDS, SF-36, SRDS, ATT-19	18–35	DM-1 (145 Kon (66)	20 % mit FSD	↗	↘	↗	↗	↘		Forcierte Insulintherapie, Depression,

↘ = signifikant reduziertere Funktion als Kontrollen; ↗ = kein Unterschied zw. Diabetikerinnen und Kontrollen; ? = unbekannt; – = nicht untersucht

ARSCS = Attitudes Related to Sexual Concerns Scale;
ASEX = Arizona Sexual Experience Scale
ATT = Diabetic Adjustment Scale;
BDI = Beck Depression Inventory;
BI = Body Image;
BMI = body mass index;
BZ = Blutzucker;
DM = Diabetes Mellitus;
DM-u = Diabetes Mellitus Typ unbekannt;

DQ = Diabetes Questionnaire
DSFI = Derogatis Sexual Functioning Inventory;
DSM = Diagnostic and Statistical Manual of Mental Disorders;
FSD = Female Sexual Dysfunction;
FSFI = Female Sexual Function Index;
FSFI-R = Female Sexual Function Index-Revised
GV = Geschlechtsverkehr;
HADS = Hospital Anxiety and Depression Scale;

HbA1C = Hämoglobin A1C;
HPRS = Hamilton Psychiatric Rating Scale;
IFSF = Index of Female Sexual Function;
Kon = Kontrollen;
MAT = Marital Adjustment Test;
RR = Blutdruck;
SF = Sexualfunktion;
SFQ = Sexual Functioning Questionnaire;
SRDS = Zung Self-Rating Depression Skale;
UKU = The Udvalg for Kiniske Undersoegelser

4.2.3.3 Einfluss des Diabetes mellitus auf den weiblichen Orgasmus

Die meisten Studien beschreiben einen allgemeinen Anstieg von Orgasmusproblemen bei Diabetikerinnen, wobei die Häufigkeit zwischen 10 % und 84 % stark schwankt [19,20]. Auch für die Domäne Orgasmusempfinden konnten vereinzelte Studien keinen Einfluss des Diabetes herausarbeiten [14,23,25,26], wobei eine Unterscheidung zwischen partnerschaftlich erzieltem Orgasmus und Masturbation oder primärer vs. sekundärer Problematik (z. B. lebenslang vs. situativ) so gut wie nie vorgenommen wurde.

4.2.3.4 Einfluss des Diabetes auf genitale Sensorik / sexuelle Schmerzstörungen

Auch für die Domäne sexuelle Schmerzstörungen variieren die Ergebnisse von fehlendem Einfluss des Diabetes mellitus bis hin zu Prävalenzzahlen von 43 %, wobei vergleichbar zur Domäne Appetenz diese hohen Werte lediglich bei Typ-2 oder Mischdiabetikerinnen vorgefunden werden konnten [18,27].

4.2.4 Beurteilung der Studien- und Datenlage zu FSD bei Diabetikerinnen

Bei der Bewertung der bislang veröffentlichten Studiendaten zur FSD bei Diabetikerinnen (Tab. 4.4) macht die Inhomogenität im Studiendesign den direkten Vergleich und valide Schlussfolgerungen schwierig. Es resultieren Probleme in der Beurteilung der Datenlage. Es fällt eine sehr hohe Prävalenz von FSD in der weiblichen Population von Nicht-Diabetikerinnen auf [6,28,29], so dass Veränderungen der Sexualfunktion in der Diabetikerinnenpopulation ausgeprägt vorliegen müssen, um überhaupt erkannt zu werden. Veränderungen der FSD bei Diabetikerinnen können unter diesen Bedingungen dann statistisch signifikant auftreten, wenn Studienpopulationen entsprechend groß sind (statistische Power). Wie aus Tab. 4.4 ersichtlich, haben zahlreiche Studien nur eine geringe Fallzahlgröße und dürften damit unterpowert sein, um einen signifikanten Unterschied zwischen Diabetikerin und Nicht-Diabetikerin herauszuarbeiten. Des Weiteren hat, wie zuvor dargestellt, die Definition der FSD sich über die letzten Jahrzehnte kontinuierlich und zum Teil deutlich verändert. Folglich reflektiert jede Studie die Definition der FSD zur Zeit ihrer Durchführung, was weder dem vorangegangenen oder dem folgenden Verständnis der Erkrankung entspricht, noch die Vergleichbarkeit steigert. Durch das Fehlen bzw. den Ausschluss von „Dysstress" auf das Konzept und die Definition von FSD kommt es, wie aufgeführt, zu hohen Prävalenzraten; eine Diskrepanz, die aktuelle Studien unterstreichen und hervorheben [9,30].

Ebenfalls muss erwähnt werden, dass sich die Behandlung des Diabetes in den letzten 25 Jahren gerade in den Ländern, aus denen die Mehrzahl der Studien stammt, dramatisch verändert und verbessert hat. In den letzten Jahren wird den Patienten eine deutlich bessere Blutzuckerkontrolle ermöglicht mit entsprechender positiver

Auswirkung auf kardiovaskuläre und nephrologische Co-Morbidität. Die optimierte Diabetes-Therapie ermöglicht es dem Patienten, ein längeres, gesünderes, deutlich regulierteres und schlussendlich normaleres Leben zu führen. Das Risiko für die Entwicklung einer FSD bei Diabetikerinnen dürfte hierdurch deutlich beeinflusst werden, welches die Diskrepanz in den Studienergebnissen erklären dürfte und eine Vergleichbarkeit, insbesondere jüngerer mit älteren Studien schlussendlich nicht sinnvoll erscheinen lässt. Als letztes muss kritisch diskutiert werden, dass die jeweilige Komplexität und Unterschiedlichkeit des Typ-1- und Typ-2-Diabetes hinsichtlich Pathophysiologie, Krankheitsbeginn sowie -verlauf als auch Behandlung sich im Studiendesign und in den Ergebnissen nicht widerspiegelt. Erschwerend kommt hinzu, dass die Studien regelmäßig nicht zwischen prä- und postmenopausalen Frauen unterscheiden und studientechnisch bedingt, Frauen unter Kontrazeption mal ein-, mal ausschließen.

Trotz der zuvor erläuterten inhomogenen Studien- und Datenlage ergibt sich doch das deutliche Ergebnis, dass Diabetikerinnen einem höheren Risiko von FSD in allen 4 Domänen der weiblichen Sexualität (Appetenz, Erregung, Orgasmusstörung, Schmerzstörung) ausgesetzt sind. Keine der Studien unterschied, ob es sich um eine primäre oder sekundäre FSD infolge anderer Erkrankungen gehandelt hat, ob z. B. Diabetikerinnen mit Dyspareunie oder Appetenzstörungen diese infolge einer primären Erregungsstörung oder anderer Co-Morbiditäten entwickelt hatten. Obwohl Diabetikerinnen ein erhöhtes Risiko für FSD aufweisen, können spezifische assoziierte Risikofaktoren kaum identifiziert werden. Im Gegensatz zu männlichen Diabetikern haben die in Tab. 4.4 aufgeführten Studien keine oder allenfalls schwache Korrelationen zwischen FSD und Alter, Erkrankungsdauer des Diabetes mellitus, Body-Maß-Index, diabetogenen Komplikationen, Co-Medikation, Blutzuckerverläufen oder hormonellen Einschränkungen untersucht. Nur wenige Studien untersuchten eine Korrelation zwischen FSD und diabetogener Neuropathie.

Im Gegensatz hierzu belegt die Studienlage robust, dass Depression ein signifikanter Risikofaktor für die Entwicklung einer FSD bei Diabetikerinnen ist [12,14,16,21,31,32]. Am deutlichsten wurde die Auswirkung depressiver Störungen auf die Entwicklung von FSD in den Studien von Enzlin [14,33], in der Männer und Frauen mit Typ-1-Diabetes untersucht wurden. Hierbei konnte eine Korrelation von Sexualfunktionsstörungen mit Depression und psychologischer Reaktion bei Diabetikerinnen und mit organischen diabetischen Komplikationen bei Männern herausgearbeitet werden. Weiterführende Studien zu Depressionsklassifikation bei Diabetikerinnen, dem weiteren Verlauf der psychischen Störung oder der Sexualprobleme gibt es bislang nicht. Eine psychologische Beurteilung und Mitbetreuung von Diabetikerinnen erscheint auch vor diesem Hintergrund unerlässlich. Als weitere durch den Diabetes bedingte psychogene Störungen, die einen Einfluss auf die Entwicklung der FSD nehmen, wurden, wenngleich mit geringerer Korrelation, Fatigue, gestörtes Body-Image und Angststörungen identifiziert [23,24].

4.2.5 Die Bedeutung des Diabetes Typ auf Sexualfunktion bei Diabetikerinnen

Die zuvor dargelegte Datenlage zeigt, dass es Unterschiede in der Auswirkung des Diabetes auf die weibliche Sexualität in Abhängigkeit vom Diabetestyp gibt. Eine mögliche Erklärung für diesen Unterschied ist, dass die biologischen Faktoren und Folgen bei einem Typ-2-Diabetes größer sind. Es muss hierbei angemerkt werden, dass die meisten Studien, welche den größeren Effekt eines Typ-2-Diabetes auf die Sexualität nachweisen, ohne Altersadjustierung zwischen Typ-1- und Typ-2-Populationen erfolgten. Das Durchschnittsalter der Typ-2-Diabetikerinnen ist jedoch signifikant höher als das der Typ-1-Diabetikerinnen, so dass der beobachtete Unterschied in der diabetogenen Wirkung auf FSD im unbekannten Ausmaße alters(mit)bedingt sein dürfte oder sich hierhinter altersabhängige Co-Faktoren verstecken wie z. B. Menopause oder andere chronische Erkrankungen und Co-Morbiditäten. Passend hierzu zeigten Studien, dass das Patientenalter sowohl für eine Reduktion in der Appetenz als auch Erregung von Bedeutung ist [22,28]. Darüber hinaus kann das Alter zu Erkrankungsbeginn einen signifikanten Einfluss auf die weibliche Sexualität haben [24]. Typ-1-Diabetes wird typischerweise während der Adoleszenz diagnostiziert, oftmals bevor sich intime Beziehungen für die Patientin eingestellt haben. Die meisten Frauen mit Typ-1-Diabetes haben bereits ihre Diagnose seit vielen Jahren erhalten, bevor sie sexuell aktiv werden. Typ-1-Diabetikerinnen werden eher in Partnerschaften leben, in denen der Partner von vornherein um die chronische Erkrankung wusste. Es kann vermutet werden, dass die sexuelle, kognitive und psychosoziale Entwicklung zum Zeitpunkt des Erkrankungsbeginns eine Schlüsselrolle für die weitere sexuelle Anpassung, Entwicklung und Zufriedenheit spielt. Im Gegensatz dazu tritt der Typ-2-Diabetes in ein bereits etabliertes Sexual- und Sozialleben ein. Die spätere Diagnose könnte einen deutlich negativeren Einfluss auf adaptives Verhalten und Coping-Mechanismen haben, welche sekundäre Folgen auf die Partnerschaft und schlussendlich die Sexualfunktion nehmen kann [3].

4.2.6 Therapie der Sexualfunktionsstörung bei Diabetikerinnen

Aktuell existieren noch keine allgemein anerkannten Leitlinien zur Therapie der FSD bei Diabetikerinnen. Auf Grund der Komplexität der Erkrankung und der zahlreichen zuvor dargestellten Ursachen und Faktoren, die zur FSD bei Diabetikerinnen führen und beitragen können, sollte eine multimodale, holistische Therapie inklusive psychologischer und pharmakologischer Behandlung angestrebt werden. Eine alleinige Pharmakotherapie ohne psychosoziale Mitbetreuung hat sich als wenig erfolgreich herausgestellt [34]. Generell ist ein später Behandlungsbeginn bei FSD ungünstig für den Behandlungserfolg, einige Autoren vertreten die Meinung, dass Orgasmusstörungen leichter zu therapieren sind als Dysfunktionen von Appetenz und Erregung [35].

Psychosoziale Faktoren wie bisherige Sexualerziehung und -erfahrung, Aspekte der Partnerschaft, Angst- und depressive Störungen sowie Alltagsbewältigung hinsichtlich des Diabetes und dem allgemeinen Leben (medizinische Versorgung, soziale oder spirituelle Unterstützung, Freundschaften, Umgang mit Ängsten, Aversionen und Aggressivität) sollten angesprochen werden. Frauen mit Dyspareunie/Vaginismus infolge Beckenbodenentspannungsstörungen können von verhaltenstherapeutischen Maßnahmen profitieren, Paartherapie kann nachweislich partnerschaftliche Intimität fördern [36,37]. Auf Grund der Bedeutung von Depressionen für die Entwicklung von FSD bei Diabetikerinnen ist eine antidepressive Behandlung von zentraler Bedeutung und großem Wert für die Betroffenen [36]. Nicht nur für den allgemeinen Verlauf des Diabetes sondern auch für die Dynamik der Depression ist eine konsequente und exzellente Blutzuckerkontrolle von zentraler Bedeutung. Oftmals können Antidepressiva abgesetzt oder abtitriert werden [36,38]. Lebensstilveränderungen wie diätetische Maßnahmen, regelmäßige Physiotherapie oder Yogaanwendungen sowie Gewichtskontrolle komplettieren ein multimodales Therapieregime [37].

Die pharmakologische Therapie der FSD bei Diabetikerinnen ist begrenzt, wenngleich es Therapieoptionen hinsichtlich einer Optimierung des Hormonhaushaltes und Beeinflussung zentral- sowie peripher nervöser Fehlregulationen gibt. Hormonersatztherapie findet bei FSD in der weiblichen Allgemeinbevölkerung ebenso Einsatz wie bei Diabetikerinnen, dies umso mehr, wenn bereits die Menopause eingetreten ist. Oestrogene fördern die sexuelle Funktion durch Proliferation von vaginaler Mukosa, Optimierung des vaginalen pH-Wertes und Steigerung der vaginalen Elastizität und Durchblutung, was die Lubrikationskompetenz steigert [39]. Bei der Oestrogen-Ersatztherapie sollte die topische, intravaginale Applikation bevorzugt werden. Unter Einbeziehung eines Gynäko-Onkologen kann das richtige Oestrogenpräparat identifiziert werden, unabhängig davon sollten die Auswirkungen der Oestrogene auf den Lipidstoffwechsel bei Diabetikerinnen beachtet werden [40]. Zahlreiche Studien haben die Bedeutung eines Testosteronmangels für Störungen der weiblichen Appetenz, Erregung, Sensorik als auch Orgasmusempfinden belegt [11], wenngleich sich eine Langzeittherapie infolge möglicher Maskulinarisierung der Patientin sowie hepatischer und kardiovaskulärer Nebenwirkungen schlussendlich verbietet [11,39].

Weitere pharmakologische Ansätze umfasst Tibolon, ein synthetisch hergestellter gewebeselektiv wirksamer Regulator mit oestrogener, androgener und progesteroner Aktivität, welcher positiven Einfluss auf Appetenz, Erregung und Lubrikation bei postmenopausalen Nicht-Diabetikerinnen gezeigt hatte [41]. Auch der Alphaantagonist Phentolamin konnte positive Auswirkungen auf Erregung und Lubrikation zeigen [42]. Für alle diese Therapieansätze gibt es aber bislang weder große randomisierte Studien noch eine medizinische Zulassung. Der therapeutische Wert von Vasodilatatoren wie L-Arginin oder Alprostadil muss ebenso noch bestätigt werden wie die Phytotherapie mit Gingko biloba [43,44]. PDE-5-Inhibitoren (Phosphodiesterase) haben bekanntermaßen die Zulassung bei der erektilen Dysfunktion des Mannes und können bei der Frau zu einer vaginalen und klitorialen Vaso-Dilatation mit Förderung der vaginalen Lubrikation und Kongestion der Vulva führen [45] – dies jedoch nur mit geringer Linderung der sexuellen Beschwerden der Frau. Diese Erkenntnisse unterstützen die Befunde, dass, im Gegensatz zum Mann, genitale Veränderungen oder Störungen nicht der Hauptfokus weiblicher sexueller Beschwerden darstellen [46] und dass physische Einschränkung weniger Einfluss auf die Sexualfunktion der Frau zu haben scheint als beim Mann.

Mit Flibanserin, einem kombinierten Serotonin 1A-Rezeptor-Agonisten und 2A-Rezeptor-Antagonisten, steht seit August 2015 in den USA ein zugelassenes orales Präparat zur Therapie der Störung des sexuellen Interesses bzw. der Erregung bei postmenopausalen Frauen (Hypoactice Sexual Desire Disorder, HSDD) zur Verfügung. Flibanserin wirkt nicht bei Frauen mit HSDD infolge Medikatmanteneinnahme, psychiatrischer Probleme, chronischer Grunderkrankungen, Drogenabusus oder Partnerschaftsproblemen. Im Gegensatz zu den PDE-5-Antagonisten ist Flibanserin eine Dauermedikation, die nicht on demand eingenommen wird und nicht die sexuelle Leistungsfähigkeit steigert. Bei Diabetikerinnen mit HSDD ist Flibanserin bislang noch nicht in klinischen Studien eingesetzt und untersucht worden.

In jüngster Zeit ist damit begonnen worden, mittels Neuromodulation des Sakralplexus Einfluss auf Sexualfunktionsstörungen der Frau zu nehmen, wenngleich diese Therapieform in einer Diabetikerinnenpopulation noch nicht untersucht wurde [47].

4.2.7 Fazit

Obwohl für Frauen das Risiko an sexuellen Funktionsstörungen infolge eines Diabetes zu erkranken höher ist als für Frauen ohne diese schwere Stoffwechselerkrankung, ist die bisherige Studienlage und gewonnene Evidenz inhomogen. Es zeigt sich, dass weniger organische Störungen und Veränderungen als vielmehr psychologische Folgen bei diabetogener FSD für Leidensdruck und Krankheitsschwere von Bedeutung sind. Hierbei sind vor allem depressive Störungen von zentraler Bedeutung für die Diabetikerinnen. Die Therapieoptionen bei FSD sind eingeschränkt und ihre Wirksamkeit und Sicherheit nur selten durch prospektive, randomisierte Studien untermauert. Eine multimodale, holistische Therapie unter Einbezug psychologischer Expertise ist wünschenswert, um FSD bei Diabetikerinnen nachhaltig zu lindern.

Literatur

[1]   Hoyer J, Velten J. Sexual dysfunction: Changing conceptions and criteria of classification. Bundesgesundheitsblatt Gesundheitsforschung Gesundheitsschutz 2017,60(9),979–86.

[2]   Tattersall R. The history of diabetes. In: Pickup J, Williams G, ed. Textbook of diabetes. 3 rd ed, Oxford, Blackwell, 2003.

[3]   Giraldi A, Kristensen E. Sexual dysfunction in women with diabetes mellitus. J Sex Res 2010,47(2),199–211.

[4]   Althof SE, Rosen R, Rubio-Aurioles E, Early C, Chevret-Measson M. Psychologic and interper-
       sonal aspects and their management. In: Porst H, Buvat J, editors. Standard practice in sexual
       medicine. Oxford, Blackwell, 2006,18–30.
[5]   Hayes RD, Bennett CM, Fairley CK, Dennerstein L. What can prevalence studies tell us about
       female sexual difficulty and dysfunction?. J Sex Med. 2006,3(4),589–95.
[6]   Laumann EO, Paik A, Rosen RC. Sexual dysfunction in the United States: prevalence and predic-
       tors. JAMA 1999,281(6),537–44.
[7]   Lewis RW, Fugl-Meyer KS, Bosch R, et al. Epidemiology / risk factors of sexual dysfunction. J Sex
       Med 2004,1(1),35–9.
[8]   Simons JS, Carey MP. Prevalence of sexual dysfunctions: results from a decade of research.
       Arch Sex Behav 2001,30(2),177–219.
[9]   Hayes RD, Dennerstein L, Bennett CM, Fairley CK. What is the "true" prevalence of female
       sexual dysfunctions and does the way we assess these conditions have an impact?. J Sex Med
       2008,5(4),777–87.
[10]   Oberg K, Fugl-Meyer AR, Fugl-Meyer KS. On categorization and quantification of women's
       sexual dysfunctions: an epidemiological approach. Int J Impot Res 2004,16(3),261–9.
[11]   Shifren JL. The role of androgens in female sexual dysfunction. Mayo Clin Proc 2004,79(4
       Suppl),19–24.
[12]   Rockliffe-Fidler C, Kiemle G. Sexual function in diabetic women: A psychological perspective.
       Sexual and Relationship Therapy 2003,18,143–59.
[13]   Kolodny RC. Sexual dysfunction in diabetic females. Diabetes 1971,20(8),557–9.
[14]   Enzlin P, Mathieu C, van den Bruel A, Bosteels J, Vanderschueren D, Demyttenaere K. Sexual dys-
       function in women with type 1 diabetes: a controlled study. Diabetes Care 2002,25(4),672–7.
[15]   Campbell LV, Redelman MJ, Borkman M, McLay JG, Chisholm DJ. Factors in sexual dysfunction in
       diabetic female volunteer subjects. Med J Aust 1989,151(10),550–2.
[16]   Newman AS, Bertelson AD. Sexual dysfunction in diabetic women. J Behav Med 1986,9(3),261–70.
[17]   Doruk H, Akbay E, Cayan S, Akbay E, Bozlu M, Acar D. Effect of diabetes mellitus on female
       sexual function and risk factors. Arch Androl 2005,51(1),1–6.
[18]   Erol B, Tefekli A, Ozbey I, Salman F, Dincag N, Kadioglu A, Sexual dysfunction in type II diabetic
       females: a comparative study. J Sex Marital Ther 2002,28(Suppl 1),55–62.
[19]   Fatemi SS, Taghavi SM. Evaluation of sexual function in women with type 2 diabetes mellitus.
       Diab Vasc Dis Res 2009,6(1),38–9.
[20]   Meeking D, Fosbury J, Cummings M, Alexander W, Shaw K, Russel-Jones L. Sexual dysfunction
       and sexual health concerns in women with diabetes, Sexual Dysfunction 1998,1,83–87.
[21]   Mezones-Holguin E, Blumel JE, Huezo M, et al. Impact of diabetes mellitus on the sexuality of
       Peruvian postmenopausal. Gynecol Endocrinol 2008,24(8),470–4.
[22]   Eplov L, Giraldi A, Davidsen M, Garde K, Kamper-Jorgensen F. Sexual desire in a nationally
       representative Danish population. J Sex Med 2007,4(1),47–56.
[23]   Basson R. Human sex-response cycles. J Sex Marital Ther 2001,27(1),33–43.
[24]   Schreiner-Engel P, Schiavi RC, Vietorisz D, Smith H. The differential impact of diabetes type on
       female sexuality. J Psychosom Res 1987,31(1),23–33.
[25]   Jensen SB. Sexual dysfunction in younger insulin-treated diabetic females. A comparative
       study, Diabete Metab 1985,11(5),278–282.
[26]   Tyrer G, Steel JM, Ewing DJ, Bancroft J, Warner P, Clarke BF. Sexual responsiveness in diabetic
       women. Diabetologia 1983,24(3),166–71.
[27]   Meeking D, Fosbury J, Cradock S. Assessing the impact of diabetes on female sexuality.
       Community Nurse 1997,3(8),50–2.
[28]   Fugl-Meyer AR, Fugl-Meyer KS. Sexual disabilities, problems and satisfaction in 18–74 year old
       Swedes. Scandinavian Journal of Sexology 1999,2,79–97.

[29] Fugl-Meyer AR, Fugl-Meyer KS. Prevalence data in Europe. In: Goldstein I, Meston C, Davis SR, Traish A, eds. Women´s sexual function and dysfunction Study, diagnosis, and treatment, London, Taylor & Francis, 2006,34–41.

[30] Shifren JL, Monz BU, Russo PA, Segreti A, Johannes CB. Sexual problems and distress in United States women: prevalence and correlates. Obstet Gynecol 2008,112(5),970–8.

[31] Enzlin P, Rosen R, Wiegel M, et al. Sexual dysfunction in women with type 1 diabetes: long-term findings from the DCCT/EDIC study cohort. Diabetes Care 2009,32(5),780–5.

[32] Leedom L, Feldman M, Procci W, Zeidler A. Symptoms of sexual dysfunction and depression in diabetic women. J Diabet Complications 1991,5(1),38–41.

[33] Enzlin P, Mathieu C, van Den Bruel A, Vanderschueren D, Demyttenaere K. Prevalence and predictors of sexual dysfunction in patients with type 1 diabetes. Diabetes Care 2003,26(2),409–14.

[34] Althof SE. What's new in sex therapy (CME). J Sex Med 2010,7(1 Pt 1),5–13, quiz 4–5, doi: 0.1111/j.743–6109.2009.01433.x.

[35] Pasqualotto EB, Pasqualotto FF, Sobreiro BP, Lucon AM. Female sexual dysfunction: the important points to remember. Clinics (Sao Paulo) 2005,60(1),51–60.

[36] Frank JE, Mistretta P, Will J. Diagnosis and treatment of female sexual dysfunction. Am Fam Physician 2008,77(5),635–42.

[37] Al-Azzawi F, Bitzer J, Brandenburg U, et al. Therapeutic options for postmenopausal female sexual dysfunction. Climacteric 2010,13(2),103–20.

[38] Jovanovic L. Finally, it is our turn!. Diabetes Care 2002,25(4),787–8.

[39] Wylie K, Malik F. Review of drug treatment for female sexual dysfunction. Int J STD AIDS 2009,20(10),671–4.

[40] Stevenson JC. Type and route of estrogen administration. Climacteric 2009,12(Suppl 1),86–90.

[41] Nijland EA, Weijmar Schultz WC, Nathorst-Boos J, et al. Tibolone and transdermal E2/NETA for the treatment of female sexual dysfunction in naturally menopausal women: results of a randomized active-controlled trial. J Sex Med 2008,5(3),646–56.

[42] Rosen RC, Phillips NA, Gendrano NC 3 rd, Ferguson DM. Oral phentolamine and female sexual arousal disorder: a pilot study. J Sex Marital Ther 1999,25(2),137–44.

[43] Rowland D, Tai W. A review of plant-derived and herbal approaches to the treatment of sexual dysfunctions. J Sex Marital Ther 2003,29(3),185–205.

[44] Liao Q, Zhang M, Geng L, et al. Efficacy and safety of alprostadil cream for the treatment of female sexual arousal disorder: a double-blind, placebo-controlled study in chinese population. J Sex Med 2008,5(8),1923–31.

[45] Brown DA, Kyle JA, Ferrill MJ. Assessing the clinical efficacy of sildenafil for the treatment of female sexual dysfunction. Ann Pharmacother 2009,43(7),1275–85.

[46] Chivers ML, Rosen RC. Phosphodiesterase type 5 inhibitors and female sexual response: faulty protocols or paradigms?. J Sex Med 2010,7(2 Pt 2),858–72.

[47] Lombardi G, Finazzi Agro E, Del Popolo G. Sacral neuromodulation and female sexuality. Int Urogynecol J 2015,26(12),1751–7.

5 Urologische Operationen bei Diabetes

Reinhold Tschada, Raphaela Tschada

Immer häufiger müssen sich Diabetiker urologischen Operationen unterziehen. Steigende Inzidenz des Typ-2-Diabetes und auch eine erhöhte Inzidenz operationspflichtiger urologischer Erkrankungen sind dafür verantwortlich. Vor allem Wundheilungsstörungen und Thrombembolien sind typische postoperative Komplikationen bei Diabetikern. Deshalb sollten in Gegenwart eines Diabetes offene Operationen – wenn möglich – unterbleiben und besser laparoskopische und endoskopische Techniken eingesetzt werden. Diabetiker haben auf dem Operationsplan Priorität und sollten stets von einem erfahrenen Operateur bedient werden. Auch die Dauer der Diabeteserkrankung und eventuell vorhandene Erektionsstörungen sind von Bedeutung. Patienten mit einer Erkrankungsdauer von mehr als 5 Jahren und einer gleichzeitigen erektilen Dysfunktion haben ein besonders hohes Operationsrisiko.

5.1 Operationsvorbereitung

Um die Komplikationsrate zu minimieren, sollte der Diabetes im Tagesprofil zwischen 80 und 160 mg % liegen. Werte über 180 mg % bedürfen einer Insulingabe. Wegen der Gefahr von Hypoglykämien sind Blutzuckerwerte unter 110 mg % am Operationstag zu vermeiden. Auch der meist bei Diabetikern erhöhte Blutdruck sollte auf Werte unter 140 mmHg eingestellt sein. Die oft vorhandene Komorbidität wie beispielsweise eine Niereninsuffizienz ist von Bedeutung und auch, ob es sich um einen kurzen oder lang dauernden Eingriff handelt [1].

Präoperativ sollte geklärt sein, wie ausgeprägt eine eventuelle Niereninsuffizienz ist und wie viel Albumin aktuell ausgeschieden wird (Kap. 2). Die Schwere einer erektilen Dysfunktion gibt eine gute Auskunft über den Gefäßstatus („der Penis ist die Wetterfahne des Herzens"). Urinstatus, eine eventuelle Blasenentleerungsstörung mit Restharnbildung, die Qualität der Miktion und das Ausmaß einer Harninkontinenz sollten präoperativ bekannt und therapeutisch optimiert sein.

5.2 Peri- und postoperative Führung

Sofern Leitlinien für die prä-, intra- und postoperative Behandlung von Diabetikern existieren, sollten diese beachtet werden: Unabhängig von der Dauer des operativen Eingriffs sollten alle oralen Antidiabetika 12 Stunden vor Operationsbeginn abgesetzt werden. Metformin sollte erst 48 Stunden nach der Operation wieder gegeben werden unter genauer Kontrolle der Nierenfunktion. Intraoperativ erfolgt die Glukosemessung stündlich und postoperativ alle 2–4 Stunden. Bei langdauernden Eingriffen hat

https://doi.org/10.1515/9783110538854-005

sich eine kontinuierliche Glukose/Insulin/Kalium – Infusion bewährt. So können gefährliche Hypoglykämien vermieden werden [2].

Sehr wichtig in diesem Zusammenhang ist eine enge Kooperation von Anästhesist, Internist und Operateur, die bei einem Diabetiker immer gewährleistet sein sollte. Es ist die Aufgabe des Operateurs, diese Zusammenarbeit optimal zu koordinieren und zu entscheiden, wann welcher Fachkollege hinzugezogen werden muss.

5.3 Erhöhtes Infektionsrisiko

Ein erhöhtes Infektionsrisiko besteht vor allem bei offen operativen Eingriffen. Urologische Operationen sind sehr häufig sogenannte „sauber-kontaminierte Eingriffe", die als bedingt aseptisch bezeichnet werden: Der Urogenitaltrakt wird eröffnet, ohne dass eine signifikante Kontamination des Urins vorliegt. Der Wundverschluss erfolgt mit oder ohne Einlage einer Drainage. Das Infektionsrisiko ist umso höher, je länger der Eingriff dauert, je höher der Blutverlust ist und je ungünstiger die Ausgangssituation bei dem betroffenen Patienten ist.

Beim Diabetiker bestehen eine Mikro- und auch eine Makroangiopathie. Ist es zu einer Infektion einer chirurgischen Wunde gekommen, so ist der Verlauf stets prolongiert und oft gelingt es nur mit Mühe, die infizierte Wunde zur Abheilung zu bringen. Oberstes Prinzip ist es deshalb, bei Diabetikern offen-operative Eingriffe zugunsten laparoskopischer und endoskopischer Techniken zu vermeiden.

Solche Operationen haben ein geringeres Infektionsrisiko. Sollten Infektionen dennoch auftreten, so sind sie leichter beherrschbar und bei weitem nicht so langwierig wie bei offenen Eingriffen.

5.4 Perioperative Infektionsprophylaxe

Unter perioperativer Infektionsprophylaxe versteht man die einmalige Gabe eines geeigneten Antibiotikums vor einem operativen Eingriff, um die Anzahl postoperativer Wundinfektionen zu reduzieren. Andere Infektionen wie z. B. Pneumonie oder Sepsis können mit Hilfe der perioperativen Prophylaxe aber nicht vermindert werden.

Eine perioperative Infektionsprophylaxe ist nicht notwendig bei der Versorgung aseptischer Wunden und bei kurz dauernden aseptischen Eingriffen. In allen anderen Fällen sollte bei Diabetikern eine solche Infektprophylaxe verabreicht werden. Dies kann oral oder besser parenteral erfolgen. Ein ausreichender Wirkspiegel im Operationsgebiet vom Beginn bis zum Ende der Operation muss gewährleistet sein. Die erste Dosis des Antibiotikums muss rechtzeitig vor dem Operationsbeginn gegeben werden. Geeignet sind z. B. Breitspektrumpenizilline [1]. Die Auswahl des Antibiotikums wird durch die Kenntnis des lokalen Profils pathogener Keime, deren Empfindlichkeit und Virulenz, mitbestimmt.

Bei nicht unter diese Kategorie fallenden urologischen Eingriffen mit perioperativer Harnableitung aus der Niere (Nephrostomie, Pyelostomie) und/oder aus der Blase (Zystostomie, Dauerkatheter) ist bei einem Diabetiker eine längerfristige Infektprophylaxe notwendig. Diese erfolgt grundsätzlich solange, wie die externe Harnableitung besteht, zunächst parenteral (z. B. Breitspektrumpenizillin) und später oral (z. B. Cotrimoxazol).

5.5 Balanoposthitis und Phimose

Diabetiker sind prädisponiert für eine chronische Balanoposthitis. Ursache sind der erhöhte Zuckergehalt im Urin und ischämisch bedingte Gewebeveränderungen im Rahmen der Angiopathie. In den meisten Fällen handelt es sich um Pilze (candida albicans), die diese chronische Infektion verursachen. Mit zunehmender Dauer der Infektion resultiert auch eine zunehmende Sklerosierung des Gewebes auf dem Boden einer Minderdurchblutung. Beim Diabetiker ist die Balanoposthitis deshalb mit einer progredienten, narbigen Phimose vergesellschaftet. Die Entzündung kann unterschiedlich stark ausgeprägt sein oder auch weitgehend fehlen.

8 von 10 Erwachsenen, die sich einer Zirkumzision unterziehen müssen, sind Diabetiker. Obwohl es sich um einen kleinen Eingriff handelt, sollten auch hier die Leitlinien beachtet werden. Eine lokale Betäubung ist in den allermeisten Fällen ausreichend und senkt das Komplikationsrisiko. Es sollte so radikal vorgegangen werden, dass keine Rezidivgefahr besteht. Eine stationäre Aufnahme des Patienten ist nur selten erforderlich. Zu beachten ist, dass beim Diabetiker aufgrund der chronischen Balanoposthitis oft schlechte Gewebsverhältnisse bestehen, verbunden mit einer prolongierten postoperativen Heilung [3]. Ein kosmetisch akzeptables Operationsergebnis ist nicht immer zu erzielen.

5.6 Operationen an der Niere

Nierentumoren sind auch bei Diabetikern aller meistens ein sonografischer Zufallsbefund (Abb. 5.1). Bei einer Tumorgröße von mehr als 2 cm besteht eine absolute Operationsindikation. Bei kleineren Befunden ist heutzutage auch ein abwartendes Management möglich. Abhängig von der Tumorgröße (< 4 cm) und der Lokalisation ist die organerhaltende Nierentumorexzision die Methode der Wahl. Es handelt sich hierbei allerdings um eine offene Operation mit deutlich höherer Komplikationsrate im Vergleich zur laparoskopischen Tumornephrektomie, die bei Tumoren über 4 cm Größe angewandt wird.

Gerade beim Diabetiker wird man im Einzelfall abwägen müssen, inwieweit man dem Patienten einen offen operativen Eingriff zumuten kann oder ob man dem we-

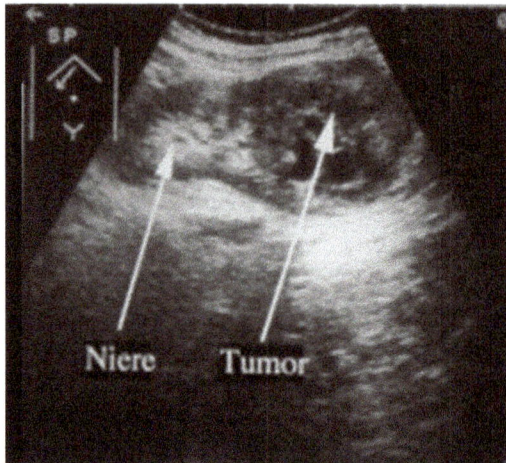

Abb. 5.1: Sonographischer Zufallsbefund eines größeren Nierentumors bei einem 63-jährigen Patienten mit Diabetes Typ 2.

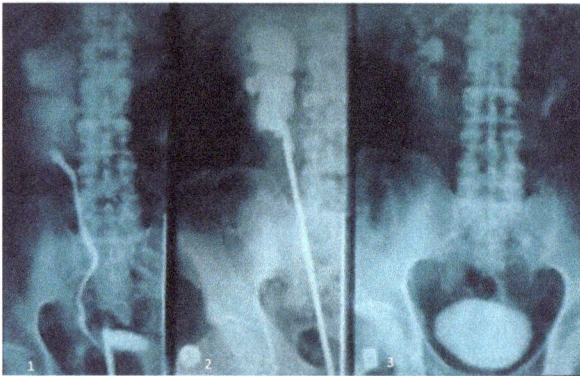

Abb. 5.2: Rezidiv einer Nierenbeckenabgangsstenose bei einem 27-jährigen Patienten mit Hufeisenniere (1), Laserendopyelotomie (2) und postoperatives Ergebnis (3).

niger belastenden und auch kürzeren laparoskopischen Vorgehen den Vorzug gibt. Ausschlaggebend sind vor allem das Alter des Patienten und ob eine begleitende Niereninsuffizienz vorliegt. In einigen Zentren besteht bereits Erfahrung mit der roboterassistierten laparoskopischen Nierentumorexzision unter Verwendung des Da Vinci-Roboters. Diabetiker mit lokal exzidierbaren Tumoren sollten an ein solches Zentrum überwiesen werden, um eine langwierige offene Operation zu umgehen [4].

Nieren- und Harnleitersteine werden heute ausschließlich minimal invasiv behandelt. Neben der ESWL (extrakorporalen Stoßwellenlithotripsie) spielt die Ureterorenoskopie eine immer größere Rolle. Ermöglicht wird dies durch die Entwicklung von immer kleineren, flexiblen Instrumenten, verbesserten Kamerasystemen, neuen Laser-Systemen und computerunterstützter Navigation im Nierenhohlsystem. Kaum ein Stein ist heutzutage nicht endoskopisch erreichbar und behandelbar. Die Steinfreiheitsrate konnte so deutlich gesteigert werden bei gleichzeitiger Senkung der Komplikationen. Solche minimal invasiven Operationsverfahren eignen sich ganz besonders für Diabetiker [5]. Eher seltene Nierenerkrankungen wie die Nierenbeckenabgangsstenose sollten ebenfalls endoskopisch mit Laser-Endopyelotomie angegangen werden. Die Langzeitergebnisse sind denjenigen der offenen Operation ebenbürtig (Abb. 5.2).

5.7 Operationen bei gutartiger Prostatavergrößerung

Die gutartige Prostatavergrößerung ist bei Diabetikern häufiger anzutreffen, während das Prostatakarzinom bei Männern mit Typ-2-Diabetes signifikant seltener auftritt. Die Gründe für diesen Sachverhalt sind unklar. Vor allem, wenn der Diabetes schon länger als 5 Jahre besteht, kann es sich um eine komplexe Blasenentleerungsstörung mit neurogener Komponente handeln, die präoperativ schwer einschätzbar ist und eventuell zu einem unbefriedigenden Operationsergebnis führt. Eine genaue präoperative Analyse der Blasenentleerung in Form einer urodynamischen Untersuchung ist beim Diabetiker geboten, um eine fundierte Operationsindikation zu erhalten und das Risiko eines Fehlschlags zu minimieren (Kap. 3).

Heutzutage werden alternative Operationsverfahren zur Verkleinerung der Prostata immer seltener eingesetzt zugunsten von Laser- oder strombasierten Methoden. Die sogenannte „transurethrale Nadelablation (TUNA)", der „Hochintensive fokussierte Ultraschall (HIFU)", die transurethrale Mikrowellenthermotherapie (TUMT)", die „interstitielle Laserablation (ILA)", die „monopolare Vaporisation" und der „Roteresekt" sind nur noch Historie und beim Diabetiker obsolet.

Die Green Light Laser Ablation der Prostata hat sich bereits gut bewährt: bei dieser Methode wird ein grünes Laserlicht von 532 nm Wellenlänge in die Prostata eingestrahlt. Dieses Licht wird vom Hämoglobin zu über 90 % absorbiert mit der Folge des Aufplatzens des Gewebes in unmittelbarer Nähe des Laserstrahls und Koagulation mit der Folge einer zuverlässigen Blutstillung etwas weiter weg vom Strahl. Aufgrund dieses Wirkprinzips kann der Green Light Laser auch problemlos in Gegenwart einer Antikoagulantientherapie angewandt werden, ohne dass die Gefahr einer Blutung besteht. Die Leistung der verwendeten Lasersysteme ist in den letzten Jahren deutlich angestiegen und liegt aktuell bei 180 Watt. Dadurch konnte vor allem die lange Operationszeit (> 2 Stunden bei einem 80 Watt System) deutlich verkürzt werden bei gleichzeitiger Verbesserung der Erfolgsrate [6].

Geeignet für diese Methode sind kleinere Adenome mit einem Gewicht bis zu 60 Gramm. Dadurch dass bei der Laserablation ein Teil des Gewebes verdampft (vaporisiert) und ein Teil denaturiert aber kein Gewebe definitiv entfernt wird, dauert der postoperative Heilungsprozess bis zu drei Monate bis letztendlich ein gutes Operationsergebnis mit Normalisierung der Miktionsfrequenz und Abnahme der Nykturie eintritt. Während dieser langen Rekonvaleszenz besteht eine deutlich erhöhte Inzidenz für Harnwegsinfektionen, Blutungen und intermittierende Harnverhaltungen. Vor diesem Hintergrund ist das Verfahren eher suboptimal für Patienten mit Diabetes, da sich in Gegenwart des Diabetes solche postoperativen Komplikationen gehäuft manifestieren. Für große Adenome stehen Holmium- oder Thulium-Lasersysteme zur Verfügung, mit deren Hilfe sich ähnlich wie bei der offenen Operation große Adenomanteile ausschneiden lassen, die dann mit Hilfe eines Morzellators aus der Blase entfernt werden.

Als Meilenstein bei der transurethralen Prostataresektion (TUR P) kann die Entwicklung der bipolaren Resektionstechnik bezeichnet werden: Strom fließt nur noch zwischen zwei Polen und nicht wie bei der monopolaren Technik durch den Patienten (Abb. 5.3). Für die Irrigation während der Operation dient jetzt physiologische Kochsalzlösung. Eine gefährliche Einschwemmung von Spülflüssigkeit ist nicht mehr möglich. Die Resektionszeit unterliegt keinen zeitlichen Begrenzungen. Auch die Stromleistung ist nicht mehr limitiert. Deshalb können neben der Schlinge auch andere Werkzeuge wie z. B. ein Vaporisationskegel eingesetzt werden. Wie beim Laser ist mit diesem neuen Werkzeug eine Ablation von Gewebe und auch eine optimale Blutstillung möglich (Abb. 5.4).

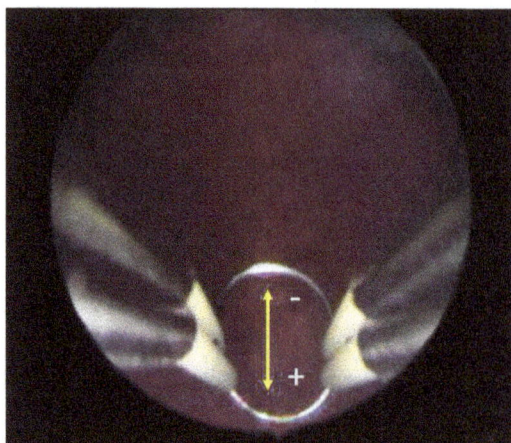

Abb. 5.3: Bei der bipolaren Prostataresektion fließt Strom nur zwischen 2 Polen und nicht durch den Patienten.

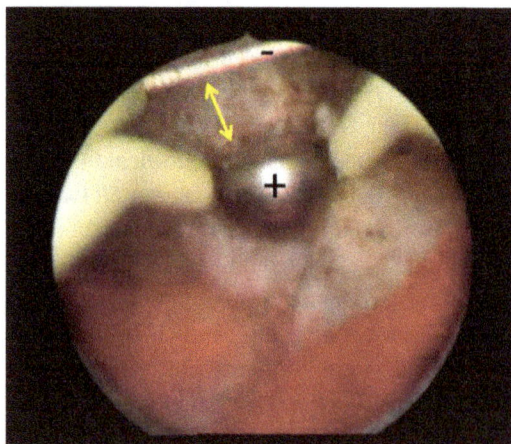

Abb. 5.4: Bipolarer Vaporisationskegel zur Blutstillung und zur Ablation von Prostatagewebe.

Bei der alten monopolaren Technik musste die Spülflüssigkeit aus technischen Gründen ein elektrischer Isolator sein. Dies erreicht man mit destilliertem Wasser oder besser mit Glycerin Lösungen, die allerdings unphysiologisch sind und bei Einschwemmung in den Organismus schwere Komplikationen auslösen können. Deshalb sollte heutzutage nur noch die bipolare Technik eingesetzt werden. Sie ist vor allem beim Diabetiker die Methode der Wahl. Die bipolare Resektion kann auch mit einer Holmium- oder Thulium-Laseradenomektomie kombiniert werden [7].

5.8 Operationen bei Urotheltumoren

Urotheltumoren der Blase treten bei Männern mit Diabetes mellitus häufiger auf (Abb. 5.5). Bei Frauen konnte bislang eine solche Korrelation nicht gezeigt werden. Erster therapeutischer Schritt ist die transurethrale Tumorresektion. Sie erfolgt differenziert in drei Schritten: zunächst wird der oberflächliche Tumoranteil abgetragen und ausgespült. Es folgen Resektate vom Tumorrand und vom Tumorgrund. Zuletzt werden multiple Biopsien aus makroskopisch unauffälligen Blasenabschnitten entnommen, um ein begleitendes Carcinoma in situ nicht zu übersehen. So erhält man eine zuverlässige Information über Malignitätsgrad, Invasionstiefe und ein eventuell vorhandenes Cis. Das weitere Vorgehen richtet sich nach dem Ergebnis der histopathologischen Untersuchung.

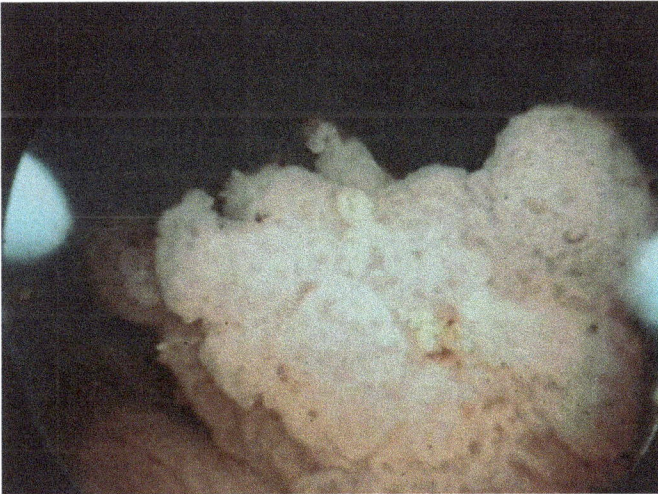

Abb. 5.5: Typischer Urotheltumor der Harnblase bei einem 58-jährigen Diabetiker.

Eine Rezidivprophylaxe mit MMC- oder BCG-Instillationen (Mitomycin C- oder Bacillus Calmette-Guerin-Instillationen) bei oberflächlichen Tumoren lässt sich beim Dia-

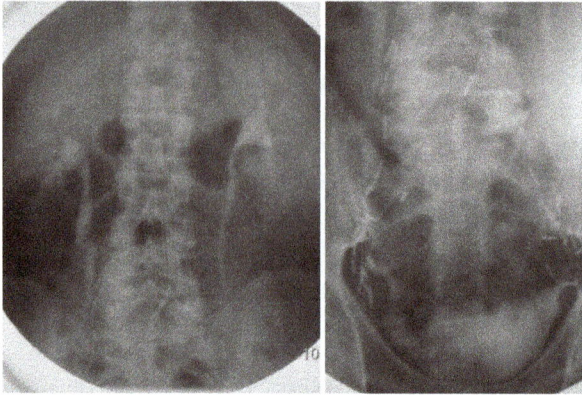

Abb. 5.6: Ausscheidungsurografie 2 Jahre nach radikaler Zystektomie und Ileumneoblase bei einem 72-jährigen Patienten mit Diabetes mellitus Typ 2.

betiker problemlos durchführen. MMC sollte wegen der geringeren Nebenwirkungsrate in erster Hand eingesetzt werden. Die erste Instillation erfolgt unmittelbar nach der Operation. BCG-Instillationen sind nicht unproblematisch und können vor allem bei Diabetikern zu schweren und schwersten Komplikationen führen. Die Indikation ist deshalb eher zurückhaltend zu stellen und nur dann gegeben, wenn der histopathologische Befund eindeutig für BCG spricht (G3 Tumor oder Cis).

Eine transurethrale Blasentumoroperation lässt sich in den meisten Fällen auch beim Diabetiker unproblematisch ausführen. Die Operationszeit übersteigt selten 30 Minuten. Die Invasivität des Eingriffs ist verhältnismäßig gering und stärkere Blutungen treten nur sehr selten auf [8]. Eine radikale Zystektomie mit Harnableitung über eine Ileumneoblase ist prinzipiell auch beim Diabetiker durchführbar (Abb. 5.6). Eine erhöhte Komplikationsrate in Form von Wundheilungsstörungen, Harnleiterimplantationsstenosen, Darmanastomoseninsuffizienzen, Harnröhrenanastomosenstenosen und Neoblasenentleerungsstörungen muss allerdings in Kauf genommen werden. In wie weit die roboterassistierte radikale Zystektomie mit weitgehender Vermeidung einer offen operativen Intervention Vorteile für einen Diabetiker bringt, kann gegenwärtig nicht beantwortet werden [9].

Blasentumore treten mit zunehmendem Alter des Patienten immer häufiger auf. Probleme entstehen unter Umständen bei alten und sehr alten Patienten und dann, wenn wegen einer Blutung eine Notfallindikation zur Operation besteht. Ist bei muskelinvasiven Blasentumoren keine radikale Zystektomie mehr möglich, weil der Patient aufgrund seines Alters und seiner Komorbidität den großen Eingriff nicht überstehen würde, kann eine intermittierende palliative Laserkoagulation des Tumors erfolgen.

5.9 Die Implantatchirurgie am äußeren Genitale

Die Implantation einer Hodenprothese aus Silikon ist eine einfache Routinemaßnahme bei Verlust eines Hodens z. B. infolge eines malignen Tumors, einer Hodentorsion oder eines Hodentraumas. Die Indikation ist rein kosmetisch und sollte beim Diabetiker nur gestellt werden, wenn der Patient die Prothesenimplantation ausdrücklich wünscht. Es gibt 3 unterschiedliche Größen und es wird intraoperativ diejenige Prothese ausgewählt, die am besten zu dem verbliebenen Hoden passt. Die Einheilung einer Hodenprothese ist aller meistens unproblematisch, auch beim Diabetiker. Eine perioperative Infektprophylaxe sollte nur dann erfolgen, wenn der Diabetes länger als 5 Jahre besteht und es Hinweise auf eine diabetische Angiopathie gibt.

Ein sehr häufiges Problem bei Diabetikern ist die erektile Impotenz. Man spricht von einer mehr oder weniger stark ausgeprägten sogenannten erektilen Dysfunktion, kurz ED (Kap. 4). Etwa die Hälfte aller Typ-2-Diabetiker entwickelt innerhalb von 5 Jahren Erkrankungsdauer eine ED. Die Therapie besteht zunächst in der Gabe eines Phosphodiesterasehemmers (z. B. Sildenafil). Die Therapie sollte regelmäßig, mindestens 1 Mal pro Woche erfolgen. Nur dann ist eine optimale Wirksamkeit gewährleistet. Auch wenn bei den ersten Anwendungen noch kein ausreichendes Ergebnis vorliegt, bessert sich die Erektion bei regelmäßiger Einnahme deutlich. Unter Umständen kann dann die Einnahme des Phosphodiesterasehemmers eine Zeit lang ausgesetzt werden. Die Wirksamkeit von derartigen Substanzen setzt eine intakte Innervation der Schwellkörper voraus. Dies ist beim Diabetiker und auch nach Tumorchirurgie nicht immer gewährleistet. Ein Versuch in erster Hand ist dennoch immer gerechtfertigt.

Für schwere Fälle und auch für die postoperative Impotenz steht schon seit langer Zeit die Schwellkörperautoinjektionstherapie (SKAT) zur Verfügung. Hier wird eine vasoaktive Substanz (Prostaglandin E1) direkt in den Schwellkörper injiziert und löst individuell dosisabhängig eine Erektion aus, die dem Patienten ein normales Sexualleben ermöglicht. Die Dosisfindung und auch die Einweisung in die Injektionstechnik erfolgen im Vorfeld durch den Arzt.

Als Ultima Ratio kann die Vakuumpumpe eingesetzt werden. Nachdem die Erektion mit dem Vakuum erzeugt wurde, wird an der Peniswurzel ein rigider Gummiring angebracht, der dazu führt, dass sich die Erektion eine Zeit lang hält. Dieser Ring wird nach dem Verkehr durchgeschnitten und entfernt. Die Erektion bricht daraufhin zusammen [15]. Die livide Verfärbung und die Taillierung des Gliedes am Penisring bereiten den Partnerinnen mit unter ein ästhetisches Problem, die Instabilität am Penisring ein funktionelles.

Mit der Einführung der Phosphodiesterashemmer, der Weiterentwicklung der SKAT-Therapie und der Vakuumpumpen sind operative Therapiemöglichkeiten der erektilen Impotenz in den Hintergrund getreten. Einige Techniken sind gänzlich verlassen worden. Hierzu zählen die penile Revaskularisation nach Hauri, die mittels einer Drei-Gefäß-Anastomose zwischen der Arteria epigastrica inferior, der Arteria dorsalis penis und der Vena dorsalis penis die Durchblutung der Schwellkörper massiv steigert und dadurch spontane Erektionen ermöglicht [18]. Wegen schlechter Langzeitergebnisse mit Obliteration der Anastomose trotz des AV Shunts wurde diese Operationstechnik wieder verlassen. Das gleiche gilt für die sogenannte dorsale Venenligatur: Unter der Vorstellung eines venösen Lecks, das die Ausbildung einer Erektion verhindert, wurden blutabführende Venen an der Peniswurzel ligiert, um die Erektion zu verbessern. Auch diese Maßnahme hatte längerfristig keinen Effekt und wurde wieder verlassen [14].

Wenn die genannten Therapieformen nicht zu einem Erfolg führen oder nicht indiziert sind oder vom Patienten oder dessen Partnerin nicht akzeptiert werden, z. B. weil das Hantieren mit der Vakuumpumpe als zu umständlich empfunden wird, ist die Indikation zur Versorgung mit einem Schwellkörperimplantat gegeben. Angesichts der umfassenden nicht operativen Therapie der erektilen Dysfunktion finden in Deutschland jährlich nur etwa 800 Operationen mit Penisimplantaten statt. Es stehen semirigide und hydraulische Implantate zur Verfügung.

Bei der semirigiden Prothese entfällt die Implantation einer Pumpe und eines Flüssigkeitsreservoirs. Nach der Operation bestehen eine Art Dauererektion des Penis und eine unter Umständen nicht ganz ausreichende Erektion beim Geschlechtsverkehr. Nachteil vor allem beim Diabetiker ist eine erhöhte Ruptur- und Infektionsgefahr durch permanenten Druck auf das umgebende Gewebe.

Gebräuchlicher sind hydraulische Penisimplantate, die bei Bedarf über eine Pumpe aktivierbar und später wieder deaktivierbar sind. Etwa 80 % der heutzutage verwandten Penisimplantate arbeiten nach diesem Prinzip.

Die Implantationstechnik hat sich in den letzten Jahren deutlich vereinfacht: Die Prothese wird von einer kleinen Inzision an der Unterseite des Penis aus eingesetzt. Von dieser Inzision aus können beide Prothesen, die skrotale Pumpe und auch das Flüssigkeitsreservoir, implantiert werden. Das operative Trauma ist sehr viel geringer geworden, vor allem dadurch, dass die Implantation eines intraperitonealen Flüssigkeitsreservoirs entfällt.

Angesichts einer per se schon hohen Reoperationsrate von 15–20 % innerhalb der ersten 5 Jahre nach Implantation wegen Fehlfunktion einer Prothese oder der Pumpe und der ungünstigen Gewebeverhältnisse beim Diabetiker sollte die Indikation zur Implantation einer Prothese sehr zurückhaltend gestellt werden, auch wenn moderne Prothesen antibiotikabeschichtet sind und die perioperative Infektionsrate infolge dieses Coatings auf ein Minimum abgesenkt werden konnte [16]. Muss das Schwellkörperimplantat entfernt werden, resultiert eine vollständige und nicht behandelbare erektile Impotenz [17].

5.10 Wiederherstellung der Harnkontinenz

Harninkontinenz ist auch heute noch ein Tabuthema. Es gibt sehr viele Betroffene; die Dunkelziffer ist hoch. In Deutschland sind etwa 6–8 Mio. Menschen an Inkontinenz erkrankt. Frauen sind aufgrund der besonderen anatomischen Verhältnisse und durchgemachter Schwangerschaften etwa doppelt so häufig betroffen wie Männer. Die Inzidenz beträgt anhand von großen internationalen Studien 25–35 % [19].

Es war der Schwede Ulmsten, der Mitte der 90ger Jahre ein neues minimal invasives Verfahren zur operativen Behandlung der Inkontinenz innerhalb kürzester Zeit etablierte: TVT (Tension Free Vaginal Tape), ein Prolenenetzband, das hängemattenartig um die mittlere Harnröhre gelegt und suprapubisch ausgeleitet wird. Die Erfolgsrate war auch langfristig sehr gut um 90 %, die Komplikationsrate niedrig und die Patientenakzeptanz entsprechend hoch. Im Gegensatz zu früheren Verfahren kann man das TVT-Band auch bei Mischinkontinenz mit Drangsymptomatik anwenden. Die Langzeitergebnisse sind aber bei diesen Patientinnen schlechter. Das TVT-Band wurde dann modifiziert, indem die Ausleitung nicht mehr suprapubisch, sondern transobturatorisch erfolgte. Dieses TOT-Band liefert vor allem bei Patientinnen mit Mischinkontinenz langfristig bessere Operationsergebnisse.

Ein TVT- oder TOT-Band wird von vaginal aus von einer kleinen Inzision über der mittleren Harnröhre eingesetzt. Das Operationstrauma ist sehr gering und eine Allgemeinnarkose ist nicht unbedingt erforderlich. Auch bei Diabetikerinnen ist die Einheilung des Bandes im Allgemeinen unproblematisch, da das Prolenenetz mit dem Gewebe verwächst und schon nach kurzer Zeit als isolierte Struktur nicht mehr identifizierbar ist. Die häufige vaginale Durchwanderung, wie man sie bei anderen Materialien wie z. B. Gortex beobachtet, tritt hier nicht auf. Nach sehr kurzer Zeit gilt die Einlage eines TVT- oder TOT-Bandes heutzutage als sogenannter Goldstandard bei der Behandlung der weiblichen Belastungsharninkontinenz [19].

So gut die Ergebnisse bei Frauen auch waren, so enttäuschend waren sie bei Männern. Eine Therapie einer Belastungsinkontinenz mittels TVT z. B. nach Radikaloperation der Prostata ist nicht möglich. Zu groß sind die anatomischen Unterschiede zwischen Mann und Frau. Erst die TOT-Modifikation ermöglichte bei Männern die Entwicklung von Prolenenetzbändern. Im Gegensatz zu denjenigen bei Frauen werden sie aber bei Männern mit der Harnröhre vernäht, um den hinteren Schambeinast geschlungen und abschließend kräftig angespannt, um Kontinenz herzustellen. Ein auffüllbares Silikonkissen unter der Harnröhre ermöglicht eine individuelle Justierung. Das Auffüllen des Kissens kann auch mehrfach durchgeführt werden („ATOM", adjustable transobturatoric mesh) [20].

Problematisch bei Diabetikern ist, dass es sich in allen Fällen um offen operative Techniken handelt mit allen Nachteilen solcher Verfahren. Außerdem besteht möglicherweise eine neurogene Komponente der Inkontinenz, die ein gutes postoperatives Ergebnis verhindert. Eine genaue präoperative Abklärung mit zuverlässigem Ausschluss einer neurogenen Ursache ist deshalb beim Diabetiker obligat. Alle offen operativen Verfahren und vor allem die Implantation von Spinkterprothesen (siehe unten) sind bei Diabetikern mit einer deutlich erhöhten Rate von intra- und/oder postoperativen Wundinfektionen verbunden, die zu einer Entfernung des Implantats führen [10].

Eine Alternative sind sogenannte „Bulking Agents": hierbei wird im Blasenhalsbereich und in der hinteren Harnröhre die Schleimhaut z. B. mit Silikon oder Kollagen soweit unterspritzt, dass ein Harnröhrenverschluss wieder möglich wird und die Inkontinenz vorübergehend verschwindet oder deutlich gebessert ist. Trotz schlechter Langzeitergebnisse ist es beim Diabetiker eine Überlegung wert, ein solches minimal invasives Verfahren einzusetzen, ohne dass die Gefahr einer Wundinfektion mit konsekutiver Verschlimmerung der Gesamtsituation besteht [11].

Schwere und schwerste Fälle einer Belastungsharninkontinenz bedürfen einer Implantation eines artifiziellen Spinktersystems. Wegen einer anfangs hohen Komplikationsrate stehen auch heute noch viele Betroffene einer solchen Operation sehr distanziert gegenüber und es muss zunächst Überzeugungsarbeit geleistet werden, um Betroffene dazu zu motivieren. Die Implantation einer solchen Prothese ist im Vergleich zu den Bändern aufwändiger; das postoperative Ergebnis aber zuverlässig gut. Eine begleitende Detrusorhyperaktivität, neurogen oder idiopathisch (Mischinkontinenz), sollte erkannt und therapiert oder ausgeschlossen werden.

Ein artifizielles Sphinktersystem besteht aus 3 Teilen: einem sogenannten Cuff, der die hintere Harnröhre umschließt und so die Kontinenz gewährleistet, einer Pumpe, die in das Skrotum implantiert wird und einem Flüssigkeitsreservoir, das intraperitoneal versenkt wird. Vor allem letzteres bedingt aufgrund von Verwachsungen nicht selten einen hohen operativen Aufwand. Aufgrund eines Antibiotikacoatings der einzelnen Teile ist die perioperative Infektionsrate auch beim Diabetiker sehr gering unter 1 %. (Abb. 5.7)

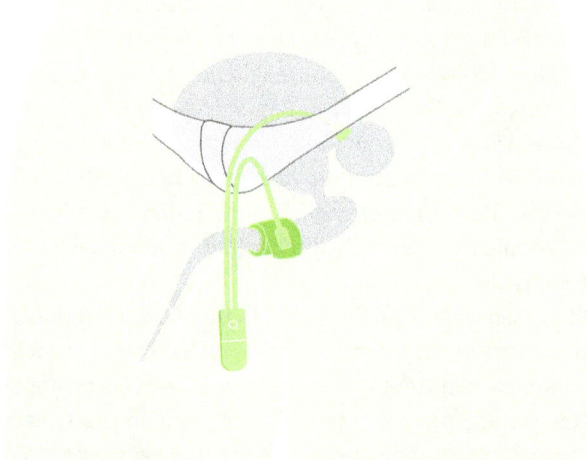

Abb. 5.7: Artefizielles dreiteiliges Sphinktersystem der Firma AMS.

Nicht von der Hand zu weisen ist allerdings die Druckbelastung der Harnröhre durch den Cuff, was langfristig oft zu einer Durchwanderung des Cuffs in die Harnröhre mit konsekutiver Explantation des gesamten Systems führt. Um dies zu vermeiden, verwendet man heutzutage sogenannten Doppelcuff- Systeme, wo zwei nebeneinander-liegende Cuffs eingesetzt werden. Doppelte Auflagefläche bedeutet halben Druck und konsekutiv eine geringere Gefahr der Durchwanderung. Gerade beim Diabetiker sollte man solche Systeme anwenden, obwohl zuverlässige Langzeitergebnisse derzeit noch ausstehen [17].

Eine Alternative zur eventuell schwierigen intraperitonealen Einlage eines Druckballons bietet ein zweiteiliges System, bei dem das Reservoir in die skrotale Pumpe integriert ist. Der hydrostatische Druck, der für ein einwandfreies Funktionieren des dreiteiligen Systems erforderlich ist, entfällt. Der Druck zum Verschluss des Cuffs wird von einer Feder innerhalb der Pumpe aufgebracht. Diese Feder ist justierbar, so-dass der Druck zum Verschluss des Cuffs individuell angepasst werden kann. Derzeit existieren noch keine Langzeitergebnisse für dieses System.

5.11 Fazit

Die Inzidenz operationspflichtiger urologischer Erkrankungen ist bei Diabetikern erhöht. So sind 80 % der Patienten, die im Erwachsenenalter eine Zirkumzision benötigen, Diabetiker. Nur das Prostatakarzinom ist bei Männern mit Typ-2-Diabetes signifikant seltener anzutreffen. Nierentumoren, gutartige Prostatavergrößerung und Blasentumore bei Männern treten in Gegenwart eines Diabetes häufiger auf. Die Operation eines Diabetikers ist Teamwork, die es gut zu organisieren gilt. Sofern es für das prä-, intra- und postoperative Management Leitlinien gibt, sollten diese beachtet werden: Alle Antidiabetika sollten 12 Stunden vor der Operation abgesetzt werden. Metformin wird bis 48 Stunden nach der Operation pausiert. Bei der Operation von Diabetikern sollte man nicht „experimentieren" und minimal invasiven und/oder endoskopischen Operationstechniken, soweit verfügbar, den Vorzug geben. Wegen der erhöhten Infektionsrate ist bei Einsatz eines artifiziellen Sphinkters oder von Penisimplantaten bei erektiler Impotenz beim Diabetiker Zurückhaltung angezeigt. Die Green Light Laserablation bei benigner Prostatahyperplasie ist wegen der oft langen postoperativen Rekonvaleszenz für Diabetiker weniger geeignet. Eine gute Alternative bei Diabetes mellitus ist die neue, bipolare Prostataresektionstechnik ohne die Gefahr einer Einschwemmung. Beim Blasentumor ist auch beim Diabetiker die transurethrale Tumorresektion der erste Schritt. Auch große operative Eingriffe wie die radikale Zystektomie und Darmersatzblase sind bei Diabetikern möglich aber mit einer höheren postoperativen Komplikationsrate verbunden. Ob der Da Vinci-Roboter hier wie bei der radikalen Prostatektomie eine Verbesserung für Diabetiker bedeutet, kann gegenwärtig noch nicht abgeschätzt werden.

Literatur

[1] Nationale Versorgungs Leitlinie (NVL): Therapie des Typ-2-Diabetes, Langfassung, Version 3, AWMF-Register:Nr: nvl-001 g, 171ff.

[2] Zander JF, Risse A. Perioperative Einstellung und Behandlung des Diabetes mellitus. Orthopäde 2009,38,818–27.

[3] Huang YC, Huang YK, Chen CS, et al. Phimosis with Preputial Fissures as a Predictor of Un-diagnosed Type 2 Diabetes in Adults. Acta Derm Venereol 2016,96(3),377–80.

[4] Luciani LG, Chiodini S, Mattevi D, et al. Robotic-assisted partial nephrectomy provides better operative outcomes as compared to the laparoscopic and open approaches: results from a prospective cohort study. J Robot Surg 2017,11(3),333–9.

[5] Cavildak IK, Nalbant I, Tuygun C, et al. Comparison of Flexible Ureterorenoscopy and Laparos-copic Ureterolithotomy Methods for Proximal Ureteric Stones Greater Than 10 mm. Urol J 2016,13(1),2484–89.

[6] Yamada Y, Furusawa J, Sugimura Y, Kuromatsu I: Photoselective Vaporization of the Prostate: Long-Term Outcomes and Safety During 10 Years of Follow-Up. J Endourol 2016,30(12),1306–11.

[7] da Silva RD, Bidikov L, Michaels W, Gustafson D, Molina WR, Kim FJ: Bipolar energy in the tre-atment of benign prostatic hyperplasia: a current systematic review of the literature. Can J Urol 2015,22(Suppl 1),30–44.

[8] Babjuk M, Böhle A, Burger M, et al. EAU Guidelines on Non-Muscle-invasive Urothelial Carcinoma of the Bladder: Update 2016 Eur Urol 2017,71(3),447–61.

[9] Koie T, Ohyama C, Yamamoto H, e al. The feasibility and effectiveness of robot-assisted radical cystectomy after neoadjuvant chemotherapy in patients with muscle-invasive bladder cancer. Jpn J Clin Oncol 2017,47(3),252–6.

[10] Viereck V, Bader W, Lobodasch K, Pauli F, Bentler R, Kölbl H: Guideline-Based Strategies in the Surgical Treatment of Female Urinary Incontinence: The New Gold Standard is Almost the Same as the Old One. Geburtshilfe Frauenheilkd 2016,76(8),865–8.

[11] Pai A, Al-Singary W: Durability, safety and efficacy of polyacrylamide hydrogel (Bulkamid®) in the management of stress and mixed urinary incontinence: three year follow up outcomes. Cent European J Urol 2015,68(4),428–33.

[12] Mostafa A, Lim CP, Hopper L, Madhuvrata P, Abdel-Fattah M. single-incision mini-slings versus standard midurethral slings in surgical management of female stress urinary incontinence: an updated systematic review and meta-analysis of effectiveness and complications. Eur Urol 2014,65(2),402–27.

[13] Fan Y, Huang Z, Yu D. Incontinence-specific quality of life measures used in trials of sling procedures for female stress urinary incontinence: a meta-analysis. Int Urol Nephrol 2015,47(8),1277–95.

[14] Trost LW, Munarriz R, Wang R, Morey A, Levine L. External Mechanical Devices and Vascular Surgery for Erectile Dysfunction. J Sex Med 2016,13(11),1579–617.

[15] Tamás V, Kempler P: Sexual dysfunction in diabetes. Handb Clin Neurol 2014,126,223–32.

[16] Akakpo W, Ben-Naoum K, Carnicelli D, et al. Penile prosthesis implantation: Indications and outcomes. Prog Urol 2017,27(14),831–35.

[17] Brant WO, Martins FE. Artificial urinary sphincter. Transl Androl Urol 2017,6(4),682–94.

[18] Löbelenz M, Jünemann KP, Köhrmann KU, et al. Penile revascularization in nonresponders to intracavernous injections using a modified microsurgical technique. Eur Urol 1992,21,120–5.

[19] Tschada R, Abdallah D, Müller J, Löbelenz M. TVT – ein neues minimal invasives Verfahren zur Therapie der Stressinkontinenz der Frau. Technik und Ergebnisse unter Berücksichtigung des Anästhesieverfahrens. Akt Urol 2002,33,124–8.

[20] Welk BK, Herschorn S. The male sling for post-prostatectomy urinary incontinence: a review of contemporary sling designs and outcomes. BJU Int 2012,109(3),328–44.

6 Harnwegsinfektion bei Diabetes mellitus

Andreas Wiedemann

6.1 Einleitung

Unter dem Begriff „Diabetes mellitus" wird eine metabolische Störung multifaktorieller Genese verstanden, die neben dem Leitsymptom eines erhöhten Blutzuckers eine Reihe von anderen metabolischen Störungen im Kohlenhydrat-, Fett- und Proteinstoffwechsel subsummiert. Unbehandelt entwickeln sich Schäden an einer ganzen Reihe von Organsystemen. Hierzu gehören neuropathische Schäden des autonomen und peripheren Nervensystems, die sich klinisch in einer Blasenfunktionsstörung, einer sexuellen Dysfunktion, einer peripheren Polyneuropathie oder dem diabetischen Fußsyndrom, Gefäßschäden der großen und kleinen Blutgefäße mit Entwicklung von Netzhautschäden, kardialen oder zerebralen Erkrankungen äußern können [1]. Typisch für einen länger bestehenden Diabetes mellitus ist ebenfalls eine verschlechterte Immunabwehr, die sich in einer reduzierten Leukozytenfunktion im Hinblick auf ihre Cytokin-Expression, ihre Chemotaxis, ihre Adhärenz an bakterielle Oligopeptide, eine schlechtere Phagozytose und bakterizide Aktivität ablesen lässt [2–4].

Dies verdeutlicht, dass sich am Harntrakt des Diabetikers mehrere negative Effekte der Grunderkrankung abspielen: Neben der schlechten metabolischen Kontrolle des Diabetes [5,6] und den immunologischen Defekten sind es hier besonders Blasenfunktionsstörungen wie eine Blasenentleerungsstörung und die Überaktive Blase, die sich gerade bei Harnwegsinfektionen des Diabetikers zu einem unheilvollen Cocktail subsummieren. Daran wird auch erklärbar, warum sich der Schweregrad der Harnwegsinfektion bei Diabetes mellitus von der asymptomatischen Bakteriurie bis hin zur schwersten, septisch verlaufenden emphysematösen Pyelonephritis [7] erstrecken kann. Das vorliegende Buchkapitel soll diese Gruppe von Diabeteskomplikationen am Harntrakt systematisch aufarbeiten.

6.2 Definitionen

Nach der interdisziplinären S3-Leitlinie „Epidemiologie, Diagnostik, Therapie, Prophylaxe und Management unkomplizierter, bakterieller, ambulant erworbener Harnwegsinfektionen bei erwachsenen Patienten", die 2017 aktualisiert wurde, wird zunächst eine symptomatische Harnwegsinfektion von der asymptomatischen Bakteriurie abgegrenzt. Der Begriff der asymptomatischen Harnwegsinfektion soll nicht mehr verwendet werden. Der symptomatische Harnwegsinfekt lässt sich je nachdem, ob die Symptome auf den unteren Harntrakt mit Dysurie, Pollakisurie und imperativem Harndrang beschränkt sind, oder ein Flankenschmerz, ein klopfschmerzhaftes Nierenlager ggf. mit Fieber besteht, in eine *untere* Harnwegsinfektion („Zystitis") oder

https://doi.org/10.1515/9783110538854-006

obere Harnwegsinfektion („Pyelonephritis") unterteilen. Dies hat für die Therapie, die Auswahl des Antibiotikums und die Länge der Behandlung Konsequenzen.

Eine Harnwegsinfektion wird dann als „unkompliziert" betrachtet, wenn keine anatomisch-strukturellen Veränderungen des Harntraktes nachweisbar sind oder keine Begleiterkrankungen vorliegen, die einen Harnwegsinfekt begünstigen. Damit liegt per definitionem bei Diabetes im Prinzip immer eine komplizierte Harnwegsinfektion vor, wobei bei einem gut eingestellten Diabetiker ohne Comorbiditäten dieser Terminus nicht in jedem Fall auf einen besonders schweren oder schwer zu behandelnden Infekt hindeutet.

Der Begriff „rezidivierender Harnwegsinfekt" wird dann gebraucht, wenn mehr als 2 Episoden im Halbjahr oder 3 Episoden einer Harnwegsinfektion in 12 Monaten vorliegen (www.awmf.org/uploads/tx_szleitlinien/043–044l_S3_Harnwegsinfektionen_2017–05.pdf). Eine Sonderform stellen katheterassoziierte Harnwegsinfektionen dar, die gesondert betrachtet werden. (Tab. 6.1)

Tab. 6.1: Arten von Harnwegsinfektionen

Begriff	Definition
Unkomplizierte Harnwegsinfektion	Harnwegsinfektion ohne strukturell-anatomische Veränderungen des Harntraktes oder Co-Morbiditäten, die den Infekt begünstigen
Komplizierte Harnwegsinfektion	Harnwegsinfektion mit den o. g. Faktoren
Untere Harnwegsinfektion	„Zystitis"-Symptomatik ist auf die Harnblase beschränkt
Obere Harnwegsinfektion	Zusätzlich Flankenschmerz, Klopfschmerz im Nierenlager, fakultativ Fieber
Rezidivierende Harnwegsinfektion	Mehr als 2 Episoden in 6 oder 3 Episoden in 12 Monaten
Katheterassoziierte Harnwegsinfektion	Infektion durch einen einliegenden transurethralen oder suprapubischen Katheter zur Harnblasenlangzeitdrainage

Bezüglich der Diagnostik und Therapie ist es sinnvoll, nicht nur bestimmte Infektionstypen, sondern auch bestimmte Patientengruppen zu unterscheiden. So unterliegen nicht nur die Infektionen von Männern und Frauen unterschiedlichen Gesetzen, es werden auch die Infekte von prämenopausalen Frauen von denen postmenopausaler unterschieden. Einen Sonderfall stellen darüberhinaus die Harnwegsinfekte von Schwangeren dar.

6.3 Epidemiologie

Die Betrachtung der Prävalenz bzw. Inzidenz von Harnwegsinfekten hängt davon ab, welche Patientengruppe untersucht wird. Generell ist das Risiko von Harnwegsinfekten unabhängig von ihrem Typ bzw. ihrer Ausprägung bei Patienten mit Diabetes mellitus erhöht. Es wird mit 46,9 Infektionen pro 1.000 Personenjahren bei Diabetikern im Gegensatz zu 29,9 Infekten pro 1.000 Personenjahren bei Nicht-Diabetikern angegeben [8]. Das Risiko ist für Frauen mit 91,5 Infekten pro 1.000 Personenjahre um den Faktor 4 im Vergleich zu Männern (28 Infekte pro 1.000 Patientenjahre) erhöht.

Amerikanische Registerdaten geben die Gesamtzahl von Harnwegsinfekten bei 70.000 Typ-2-Diabetikern mit 8,2 % in einem Jahr an. Diese Zahl setzt sich aus 12,9 % bei weiblichen und 3,9 % bei männlichen Typ-2-Diabetikern zusammen [9].

Als Risikofaktoren für eine Harnwegsinfektion bei Diabetes fand sich das Alter der Patienten (OR 1,02 pro Jahr, p < 0,001), die Diabetes-Dauer (OR 1,04, p = 0,003), eine reduzierte glomeruläre Filtrationsrate (70,5 vs. 80,0, p < 0,001), eine Erhöhung des Serum-Kreatinins (OR 1,18 für einen Anstieg von 1 mg/dl) und analog des Serum-Harnstoffs. Keinen Einfluss dahingegen hatte die Höhe des HbA_{1c}'s oder die Koinzidenz von weiteren Diabetes-Komplikationen wie Retinopathie oder Polyneuropathie auf das Risiko von Harnwegsinfekten. Weibliches Geschlecht (OR 3,94, p < 0,001), der Typ-2-Diabetes (OR 1,73, p < 0,014) und das Vorhandensein einer chronischen Niereninsuffizienz (OR 1,42, p = 0,033) stellten ebenfalls signifikante Risikofaktoren für Harnwegsinfekte dar [10]. Die Bedeutung von Harnwegsinfekten bei Diabetikern lässt sich daran erkennen, dass Infektionen den zweiten Platz unter den Aufnahmegründen für eine stationäre Behandlung bei Diabetikern einnehmen; unter diesen Infektionen nehmen die Harnwegsinfektionen nach den Atemwegsinfektionen noch vor den Weichteilinfekten den zweiten Platz mit einer Häufigkeit von 20,3 % ein [11].

Harnwegsinfekte bei Diabetes stellen einen enormen Kostenfaktor dar. Hierzu zählen Kosten für die medizinische Versorgung und Pflegematerialien. Die Kosten für die medizinische Versorgung sind für rund ein Drittel der stationär anfallenden Kosten für Diabetes-assoziierte Infektionen im amerikanischen Gesundheitswesen von 48 Mrd. Dollar pro Jahr verantwortlich [12]. Die Auswertung von Daten einer großen deutschen Krankenkasse bei Typ-2-Diabetikern zeigte, dass die Kosten pro Patient und Jahr um 3.916 Euro höher lagen, wenn Harnwegsinfekte vorlagen. Höheres Alter, mehr Begleiterkrankungen und zusätzliche Infektionen jenseits des Harntraktes waren Risikofaktoren für höhere Kosten; weibliches Geschlecht und höchstens ein vorangegangener Harnwegsinfekt führten zu geringeren Kosten [13].

Das Ausmaß der Folgekosten für Pflegematerialien wird beispielhaft an dem Nutzungsgrad von aufsaugenden Hilfsmitteln deutlich: In der „Wittener Diabetes-Erhebung" [14,15] nutzten 3 von 4 Frauen und mehr als jeder 10. Mann Vorlagen. Kam bei den Männern eine erektile Dysfunktion (ED) als weitere Diabetes-Komplikation hinzu, lag ein Vorlagenverbrauch bei jedem 4. Mann vor (Abb. 6.1).

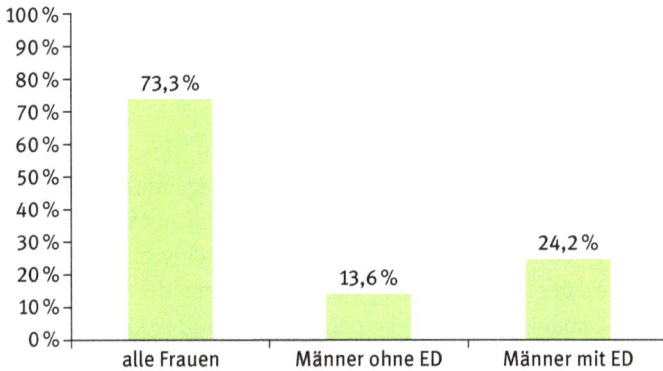

Abb. 6.1: Vorlagenverbrauch in der „Wittener Diabetes-Erhebung" an 4021 Typ-2-Diabetikern (nach Wiedemann und Füsgen).

Auch die asymptomatische Bakteriurie findet sich häufiger bei Diabetikern. Hier addiert sich das Risiko durch ein höheres Alter, durch ein weibliches Geschlecht mit der anatomisch kurzen Harnröhre bei gleichzeitiger Besiedelung des Introitus durch gram-negative Keime. Hierfür verantwortlich ist besonders unter den Bedingungen einer lokalen Atrophie der postmenopausale Östrogenmangel. Als weitere zugrunde-liegende Faktoren kommen Blasenfunktionsstörungen, Restharn sowie das Vorhan-densein von Fremdkörpern wie Kathetermaterial oder Blasensteine hinzu. Die Präva-lenz einer asymptomatischen Bakteriurie wird mit 12,2 % bei Diabetikern gegenüber 4,5 % bei gesunden Kontrollpersonen angegeben. Dabei zeigte sich das Risiko für eine Bakteriurie durch die Länge des Diabetes, nicht aber die Qualität der Blutzuckerein-stellung erhöht [16].

Eine obere Harnwegsinfektion im Sinne einer Pyelonephritis trat bei prämeno-pausalen Diabetikerinnen 4,1fach häufiger als bei einem nicht-diabetischen Ver-gleichskollektiv auf [17]. Frauen mit Typ-1- und Typ-2-Diabetes wurden altersabhängig 6–15 Mal häufiger wegen einer Pyelonephritis hospitalisiert im Vergleich zu nicht-dia-betischen Frauen. Für Männer lag dieser Faktor altersabhängig bei 3,4–17 [18]. Ein erhöhtes Risiko für eine bakterielle Prostatitis, den Übergang in eine chronische Ver-laufsform oder entzündliche Komplikationen einer Prostata-Biopsie waren ebenfalls bei Diabetikern höher als bei Nicht-Diabetikern.

6.4 Pathogenese

6.4.1 Glucosurie

Ob eine Diabetes-bedingte oder iatrogen-medikamentös erzeugte Glucosurie einen eigenständigen Risikofaktor für das Entstehen bakterieller Harnwegsinfektionen darstellt, ist umstritten. Zwar liegt ein solcher Pathomechanismus nahe und wird auch in vielen Arbeiten postuliert [19]; dann müsste jedoch auch eine Abhängigkeit des Risikos von Harnwegsinfekten von der Höhe des HbA_{1c}-Wertes und damit der Qualität der Diabetes-Einstellung nachweisbar sein. Dies ist jedoch nicht der Fall [20,21]. Ein weiteres Indiz spricht gegen die Glucosurie als Hauptfaktor für das Entstehen von Harnwegsinfekten beim Diabetiker: Die Substanzgruppe der SGLT-2-Hemmer oder Diflozine, die die Glucose-Rückresorption von Glucose im proximalen Tubulus hemmt und damit insulinunabhängig den Blutzuckerspiegel auf Kosten einer gewollten „iatrogenen" Glucosurie hemmt, fand sich – je nach Substanz – keine oder nur eine diskrete Erhöhung des Harnwegsinfekt-Risikos [22,23]. Eine Zunahme des Risikos von oberen Harnwegsinfekten ließ sich ebenfalls nicht nachweisen [24].

6.4.2 Störungen der zellulären Immunität

Beim Diabetiker lassen sich eine Fülle von Defekten in der zellulären und humoralen Immunität nachweisen. Hierzugehören Störungen der Funktion von Neutrophilen und Lymphozyten sowie ihrer intrazellulären Kommunikation über Interleukine [2,3, 25]. Dies beeinträchtigt die lokale Infektabwehr und fördert eine Kolonisierung des unteren Harntraktes.

6.4.3 Blasenfunktionsstörungen

Die Prävalenz von Blasenfunktionsstörungen wird abhängig von der Dauer des Diabetes zwischen 26 und 85 % angegeben [26]. In der einzigen Versorgungsforschungsuntersuchung aus Deutschland an 4021 Typ-2-Diabetikern fanden sich doppelt so häufig Harntraktbeschwerden wie bei Nicht-Diabetikern gleichen Alters [14,15] (Abb. 6.2).

Vorherrschende Symptome waren hier Drangbeschwerden; von den betreuenden Ärzten wurde am häufigsten eine Überaktive Blase diagnostiziert. Eine Diabetes-bedingte Erektile Dysfunktion stellte einen Prädiktor von Blasenfunktionsstörungen bei den betroffenen Männern dar (Abb. 6.2). Ein Diabetes führt nicht als einziger pathophysiologischer Mechanismus zu Veränderungen und Funktionsstörungen am Harntrakt. So kommen zu den Diabetes-bedingten Störungen solche durch die Prostatavergrößerung, Altersumbauvorgänge an Detrusor und Verschlussapparat, eine lokale Atrophie oder die Einflüsse der Multimorbidität und Multimedikation hinzu.

Besonders die periphere Neuropathie mit einer Blasenatonie und Restharnbildung stört die bakterielle Clearance und kann zu Harnwegsinfekten führen.

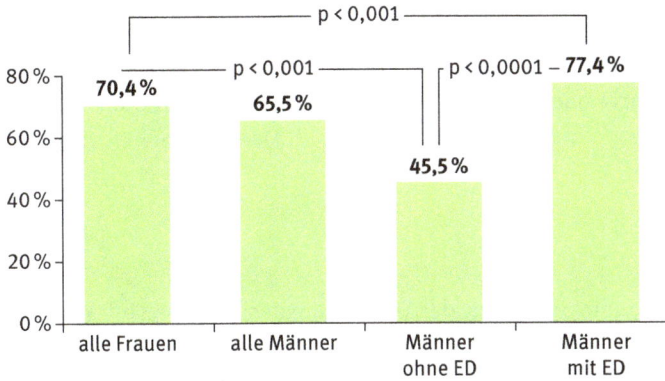

Abb. 6.2: Harntraktbeschwerden bei 4.021 Typ-2-Diabetikern nach einer mittleren Diabetesdauer von 8 Jahren; ED = erektile Dysfunktion nach Wiedemann und Füsgen.

6.4.4 Erregervirulenz

Es lassen sich wie beim Nicht-Diabetiker in der Überzahl der Fälle gram-negative Keime wie Escherichia coli oder andere Enterobakteriaceae wie Klebsiellen, Proteus-, Enterobakter- oder Enterokokkenarten beim Diabetiker isolieren [25]. Allerdings können beim Diabetiker häufiger multiresistente Keime wie z. B. ESBL-Bildner [27], Carbapenem-resistente Enterobakteriaceae oder Vankomycin-resistente Enterokokken nachgewiesen werden [28–31]. Dies hat Konsequenzen für die Diagnostik und Therapie, die risikoadaptiert je nach Patientencharaktistika, Erregerlage und Risikofaktoren vorgenommen wird.

6.4.5 Sonderfall SGLT-2-Hemmer

SGLT-2-Hemmer oder Diflozine stellen eine relativ neue Substanzgruppe in der oralen Diabetestherapie dar, die eine zunehmende Verbreitung findet. Die Gründe hierfür sind, dass erstmals eine pankreas- bzw. insulinunabhängige Diabetestherapie möglich ist und Vertreter dieser Substanzgruppe erstmals bei der Untersuchung harter Endpunkte ein verbessertes Überleben bereits nach drei Jahren zeigen konnten. Der Wirkmechanismus besteht in der Hemmung eines renalen Tubulus-Transporters, der die im Primärharn befindliche Glucose rückresorbiert. Die Hemmung dieses Transporters, SGLT-2, führt zu einer relevanten Glucosurie und damit zu einer Einsparung von Insulin. Es resultiert ein milder diuretischer Effekt, der vermutlich für das bessere

Überleben der Patienten verantwortlich ist, mit einer Mehrausscheidung von rund 300 ml Urin am Tag. Die relevante Glucosurie verursacht eine erhöhte Rate von Infektionen des äußeren Genitales wie Balanitiden oder Kolpititen; die Datenlage hinsichtlich von Harnwegsinfekten ist uneinheitlich. So findet sich ein erhöhtes Risiko für Dapagliflozin, nicht jedoch für Empagliflozin und Canagliflozin in einer Metaanalyse von Zulassungsstudien [32]. Eine Metaanalyse aller randomisierten Studien über Empagliflozin als Monotherapie oder Kombinationspartner einer anderen Diabetes-Therapie zeigte auch für Empagliflozin ein erhöhtes Risiko für Harnwegsinfekte [33].

6.5 Diagnostik

Ziel der Diagnostik ist es, die Sicherheit der Diagnose einer Harnwegsinfektion zu erhöhen, eine Erreger-Isolation mit Resistenzbestimmung in Vorbereitung einer erregergezielten Therapie zu erhalten und prädisponierende Faktoren aufzudecken. Die S3-Leitlinie der Harnwegsinfektion der Frau sieht die Notwendigkeit einer über die Untersuchung und Anamnese hinausgehenden Diagnostik nur bei bestimmten Risikokonstellationen bzw. Patientengruppen. Hierzu gehören die Harnwegsinfektion des Mannes, die obere Harnwegsinfektion der postmenopausalen Frau und die Harnwegsinfektion des Diabetikers. Als Ausnahmen werden die ansonsten gesunden Diabetikerinnen mit regelrechter Diabeteseinstellung genannt. (Tab. 6.2)

Tab. 6.2: Indikation zu Basisdiagnostik und erweiterter Diagnostik nach der interdisziplinären S3-Leitlinie „Epidemiologie, Diagnostik, Therapie, Prophylaxe und Management unkomplizierter, bakterieller, ambulant erworbener Harnwegsinfektionen bei erwachsenen Patienten".

	Anamnese/ körperliche Untersuchung	Urinstatus	Uricult	invasive Abklärung
Gesunde, prämenopausale Frau, unterer Harnwegsinfekt	+	-	-	-
Gesunde prämenopausale Frau, oberer Harnwegsinfekt	+	+	+	-
Gesunde, prämenopausale Frau, asymptomatische Bakteriurie	+	-	-	-
Gesunde, postmenopausale Frau, unterer Harnwegsinfekt	+	-	-	-
Gesunde, postmenopausale Frau, oberer Harnwegsinfekt	+	+	+	bei Verdacht auf komplizierende Faktoren

Tab. 6.2: (fortgesetzt) Indikation zu Basisdiagnostik und erweiterter Diagnostik nach der interdisziplinären S3-Leitlinie „Epidemiologie, Diagnostik, Therapie, Prophylaxe und Management unkomplizierter, bakterieller, ambulant erworbener Harnwegsinfektionen bei erwachsenen Patienten".

	Anamnese/ körperliche Untersuchung	Urinstatus	Uricult	invasive Abklärung
Gesunde, jüngere Männer, V. a. Harnwegsinfektion	+	+	+	+ ggf. inkl. Urethritis-Diagnostik
Gesunde, jüngere Männer, asymptomatische Bakteriurie	-	-	-	
Ansonsten gesunde Diabetikerinnen mit stabiler Stoffwechsellage bei unkomplizierter Zystitis	+	-	-	
Ansonsten gesunde Diabetiker mit stabiler Stoffwechsellage bei unkomplizierter Zystitis	+	+	+	+ ggf. inkl. Urethritis-Diagnostik
Ansonsten gesunde Diabetikerinnen mit stabiler Stoffwechsellage bei Pyelonephritis	+	+	+	+
Ansonsten gesunde Diabetiker mit stabiler Stoffwechsellage bei unkomplizierter Zystitis	+	+	+	+

6.5.1 Differentialindikation zwischen Basis- und erweiterter Diagnostik

Grundsätzlich hat sich bewährt, bei der Diagnostik im Kontext von Harnwegsinfekten zwischen Basisdiagnostik und erweiterter Diagnostik zu unterscheiden. Zur Basisdiagnostik gehören neben der körperlichen Untersuchung inkl. der digitorektalen Tastung und der Inspektion des äußeren Genitales der Frau die Urinuntersuchung mittels Teststreifens, ggf. erweitert um eine kulturelle Urinuntersuchung, die sonographische Bestimmung des Restharns und die Urosonographie mit der Untersuchung der Blasenmorphologie, ihres Binnenechos und der oberen Harnwege.

Zur erweiterten Diagnostik zählen die Urethro-Zystoskopie mit Harnröhrenkalibrierung der Frau, eine Introitussonographie bzw. transrektale Sonographie, die Bestimmung der harnpflichtigen Substanzen im Serum und die Darstellung der oberen Harnwege mit einer Ausscheidungsurographie. Die erweiterte Diagnostik kommt bei rezidivierenden Infekten oder bei Auffälligkeiten in der Basisdiagnostik zum Einsatz. Dies gilt insbesondere für die mit einer Strahlenbelastung verbundene Ausscheidungsurographie.

Die Indikation zur Basisdiagnostik ist nach Auffassung der Autoren dabei durchaus weit zu stellen. Hier wird dem Screeninggedanken bei der Betreuung von Diabetikern Rechnung getragen, der im Übrigen auch in Leitlinien und im Disease-Management-Programm (DMP) „Diabetes" niedergelegt ist. Ziel ist es, dem erhöhten Risiko des Diabetikers z. B. für Gefäßkomplikationen, Augenkomplikationen oder eine Nephropathie präventiv zu begegnen. Dieser Gedanke gilt auch im Hinblick auf Harnwegsinfekte, die beim Diabetiker in einem erhöhten Prozentsatz zu zwar seltenen, aber dann schweren bis schwersten Verlaufsformen führen können. Hier zu ist vor allem die septisch verlaufende, ggf. emphysematöse Pyelonephritis zu rechnen. Diese sind nach der Datenlage häufiger bei diabetischen Patienten und hier häufiger bei einem schlecht eingestellten Diabetes mit langem Verlauf [34,35].

Auch das Vorhandensein von neurologischen Diabeteskomplikationen kann einen Hinweis auf eine potentielle Harntraktfunktionsstörung darstellen. Hier darf der Diabetes mellitus eines Patienten nicht isoliert betrachtet werden – auch koinzidente Erkrankungen des zentralen oder peripheren Nervensystems, Erkrankungen oder Operationen am Harntrakt oder eine Harntrakt-relevante Medikation sollten hier in die Betrachtung mit einbezogen werden. So können Substanzen aus der Co-Medikation sowohl die Blase stimulieren (Acetylcholin-Esterase-Inhibitoren zur Therapie einer Demenz), als auch eine Restharnbildung fördern (anticholinerg wirkende Substanzen wie Morphine, Antidepressiva oder Antihistaminika) oder den Sphinkterapparat kompromittieren (muskelrelaxierende Benzodiazepine, uroselektive oder antihypertensive Alpha-Blocker).

6.5.2 Urindiagnostik

Die Untersuchung des Mittelstrahlurins mit einem Teststreifen stellt die Basisuntersuchung in der Diagnostik von Harntraktinfektionen dar. Die diagnostische Sicherheit ist eher gering. So werden die Sensitivität der Teststreifenuntersuchung bei symptomatischen Patientinnen mit 0,44 und die Spezifität bei 0,86 angegeben [36]. Dies hat entnahmetechnische und methodische Gründe. Die Hinweise des Robert-Koch-Instituts zur Gewinnung eines Mittelstrahlurins bei der Frau sehen die Säuberung des Genitales mit Desinfektionsmittel-getränkten Tupfern, das Spreizen der Labien und die Gewinnung des Urins nach Verwerfen der ersten Portion vor. Dies stellt von der Koordination, den manuellen Anforderungen und den räumlichen Gegebenheiten (z. B. Ablageflächen in der Toilette, Fußbank zum Aufstellen eines Beines) eine nicht unerhebliche Herausforderung für viele Patientinnen besonders bei Immobilität dar. Häufig ist damit der Mittelstrahlurin mit Keimen aus dem Introitus kontaminiert. Der Nachweis von Leukozyten und Erythrozyten ist besonders bei atrophen vaginalen Verhältnissen ebenfalls eher unspezifisch – ein negativer Nitritnachweis ist darüberhinaus nicht beweisend für den Ausschluss einer Harnwegsinfektion, da die Umwandlung von Nitrat zu Nitrit nicht obligat bei allen Harnwegs-Erregern vorkommt.

So stellt die Urinkultur mit Beurteilung der Keimzahl, der Art des Erregers und der Anzahl der Erregerarten in Kombination mit der Betrachtung des Urinstatus die sicherste Möglichkeit der Diagnose eines bakteriellen Infektes dar. Im Allgemeinen wird der Nachweis von Nitrit und der Nachweis eines Keimes in signifikanter Keimzahl als Kriterium für einen Harnwegsinfekt angesehen. Hierunter wird eine Keimzahl von 100.000–1 Mio Erregern pro ml im Mittelstrahlurin verstanden. Mischinfektionen von mehreren Keimen in geringer Keimzahl sollten immer den Verdacht auf eine Kontamination auslösen. In Zweifelsfällen kann die Entnahme eines Katheterurins hilfreich sein. Hier gilt der Nachweis eines Erregers in einer Zahl von 1.000 Keimen pro ml als beweisend für eine Infektion. Die Urinkultur mit Resistenzbestimmung erlaubt zudem, anstelle einer kalkulierten antibiotischen Therapie eine erregergezielte Antibiose durchzuführen. Dies hilft, Nebenwirkungen einer unwirksamen antibiotischen Therapie und letztendlich auch Kosten einzusparen.

6.5.3 Harnblasen-Sonographie

Die Bestimmung des Restharns ist in der Abklärung von Harnwegsinfektionen essentiell und bedingt im positiven Falle eine weitergehende Diagnostik auch zur Detektion der Ursache des Restharns (Atonie? Obstruktion?). Dabei ist es nicht sachgerecht, eine absolute Menge an tolerablem bzw. pathologischem Restharn zu definieren. Auch sollten keine Konsequenzen aus einer einmaligen Restharnbestimmung gezogen werden. Liegen keine Infektionen oder Beschwerden vor, kann auch eine (geringe) Restharnmenge toleriert werden, insbesondere dann, wenn z. B. mittels der Uroflowmetrie eine koordinierte Miktion dokumentiert werden kann. Generell sollte die Restharnmenge in einem angemessenen Verhältnis zum Miktionsvolumen stehen. Liegen jedoch Infektionen vor, stellt jede Restharnbildung einen starken Faktor für eine Chronifizierung bzw. das Auftreten von Rezidiven dar. Die Sonographie der Harnblase erlaubt aber auch in gefülltem Zustand die Beurteilung der Harnblasenwand (Blasenwandverdickung? Divertikel? Trabekulierung?) und des Binnenechos (Sludge? Steine? Endovesikal entwickelte Prostata? Aussparungen? Tumor?).

6.5.4 Transrektale Prostatasonographie

Die transrektale Prostatasonographie hat ihren primären Stellenwert in der Diagnostik des Prostatakarzinoms. Sie liefert aber auch die Informationen über die Prostatagröße, ihre Morphologie und Binnenstruktur sowie die Beurteilung der Samenblasen und des Blasenbodens bzw. des Sphinkterapparates. Es ist sogar möglich, eine valide Diagnose einer subvesikalen Obstruktion durch die Beurteilung des urethrovesikalen Winkels in der longitudinalen Darstellung zu stellen. (Abb. 6.3)

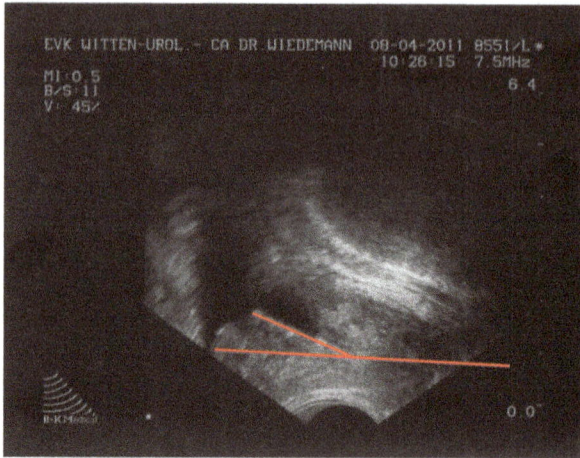

Abb. 6.3: Transrektaler Ultraschall (Longitudinalebene) – ein urethrovesikaler Winkel von > 35 Grad korreliert mit urodynamischen Parametern einer subvesikalen Obstruktion wie z. B. dem pq-plot [37].

6.5.5 Introitussonographie der Frau

Die Sonographie von Harnröhre, paraurethralem Raum und Blasenboden vom Scheideneingang aus mit der Beurteilung von dynamischen Prozessen hat ihren Hauptstellenwert in der Untersuchung und Differentialdiagnostik einer Inkontinenz. Aber auch bei der Abklärung von Harnwegsinfekten erlaubt die Introitussonographie z. B. die Detektion von paraurethralen Divertikeln und die Visualisierung, Lokalisierung und funktionelle Darstellung von suburethralen Bändern [38,39]. (Abb. 6.4)

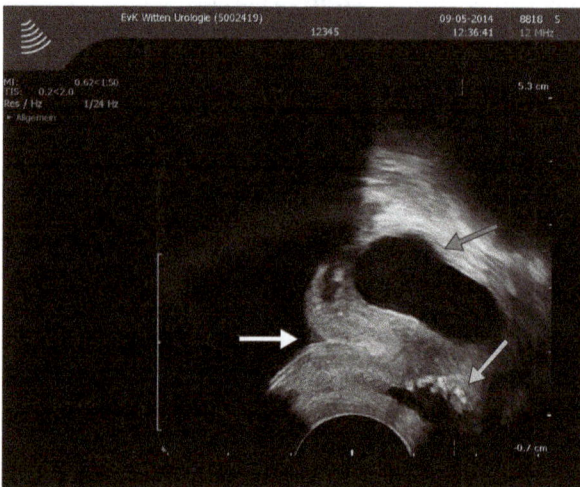

Abb. 6.4: Introitussonographie mit longitudinaler Darstellung von Blasenhals und Harnröhre. Zusätzlich hufeisenförmiges Harnröhrendivertikel, an dessen Dach des ventralen Anteils ein transobturatorisches Band liegt (weißer Pfeil: Blasenhals; hellgrauer Pfeil: transobturatorisches Polyporpylenband, quer angeschnitten; dunkelgrauer Pfeil: Harnröhrendivertikel).

6.5.6 Nephrosonographie

Die Nierensonographie kann eine Harnstauung ausschließen und dient der Beurteilung des Nierenparenchyms. Rezidivierende obere Harnwegsinfektionen führen zu einer sonographisch darstellbaren Verdickung der Capsula fibrosa der Niere und zu einer Wellung – später einer Rarefizierung des Nierenparenchyms. Ein weiterer wichtiger Kofaktor bei Infektionen stellen Harnsteine dar, die als Nierenkelch-, Nierenbecken- oder Nierenbeckenkelchsteine vorkommen können. Im Kontext einer Harnwegsinfektion stellt eine Harnstauung eine Notfallsituation dar, da eine ernste, u. U. vital bedrohende obstruktive Pyelonephritis bis hin zur Urosepsis resultieren kann.

6.5.7 Urethro-Zystoskopie

Die endoskopische Untersuchung des unteren Harntraktes mit Harnblase und Harnröhre ist wenig belastend, liefert aber wichtige Hinweise über die sonographische Untersuchung hinaus. Die Untersuchung wird heute standardmäßig mit flexiblen Instrumenten bei Männern und starrem Instrumentarium bei Frauen als Video-Endoskopie vorgenommen. Hat der Patient die Möglichkeit, die eigene Untersuchung in einem Patientenmonitor selbst mitzuerleben, ergibt sich die Chance einer besonders intensiven Beratung bzw. Motivation. Die Urethrozystoskopie mit dem Fokus auf die Abklärung von Harnwegsinfektionen hat zwei Ziele: Dieses sind die Detektion von Hinweisen auf eine Funktionsstörung des Harntraktes und die Beurteilung des Schweregrades und der Art der Infektion. Eine Harnblasentrabekulierung und das Vorhandensein von Harnblasendivertikeln können dabei sowohl einen Hinweis auf eine subvesikale Obstruktion als auch eine Detrusorüberaktivität, Detrusorinstabilität darstellen. Die Betrachtung der Harnblasenschleimhautveränderungen erlaubt zusätzlich in der Hand des Erfahrenen eine Einschätzung des Schweregrades einer Zystitis und die Festlegung des Infektionstyps. So lässt sich eine hämorrhagische Zystitis von einer bullösen Form unterscheiden; schwere Formen stellen die ulceröse oder nekrotisierende Zystits dar. Ungeklärt ist der Stellenwert eines relativ häufigen endoskopischen Befundes – den der Zystitis zystica. Hierbei handelt es sich visuell um sagokorn-artige gelbliche, manchmal glasige „Vesikel", die als erhabene Bläschen imponieren (Abb. 6.5 und 6.6). Es handelt sich um invertierte Urothel-Inseln, deren ätiopathogenetische Bedeutung unklar ist. Da sich diese Entität im Tierversuch durch eine Instillation von Coli-Bakterien induzieren lässt und eine Eradizierung durch eine Langzeitantbiose bei Kindern möglich ist [40,41], scheint die Annahme, dass es sich um eine atypisch (allergisch?) verlaufende Zystitis-Form handelt, am wahrscheinlichsten.

Ergibt die Basisdiagnostik Auffälligkeiten oder Hinweise für eine tiefergehende Funktionsstörung des Harntraktes, sollte eine komplette funktionsurologische Abklärung mit Uroflowmetrie und (Video-) Urodynamik vorgenommen werden (Kap. 3).

Hier lassen sich unter Umständen Störungen detektieren, die behandelbar sind oder die Intensität, die Frequenz von Kontrolluntersuchungen bzw. Prophylaxe-Maßnahmen festlegen.

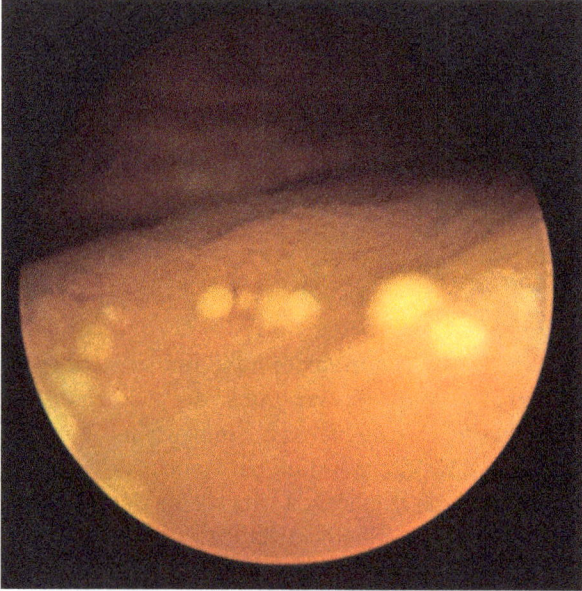

Abb. 6.5: Endoskopisches Bild einer Zystitis zystika.

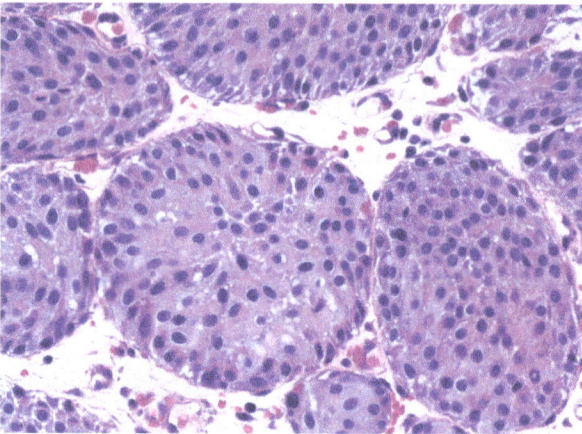

Abb. 6.6: Histologisches Bild einer Zystitis zystika (HE, 400fach, mit freundlicher Genehmigung Dr. Lawerenz, Witten).

6.6 Therapie

6.6.1 Indikation zur empirischen Therapie

Die Entscheidung, ob ein Harnwegsinfekt behandelt wird, richtet sich nach der Art des Infektes (obere, untere Harnwegsinfektion, asymptomatische Bakteriurie?) und dem Risikoprofil des betroffenen Patienten (Abb. 6.7). In die Entscheidungsfindung geht ebenso die Frequenz der Infektionen wie die Kenntnis des für den Patienten in früheren Infektepisoden typischen Erregers mit der individuellen Resistenzbestimmung ein.

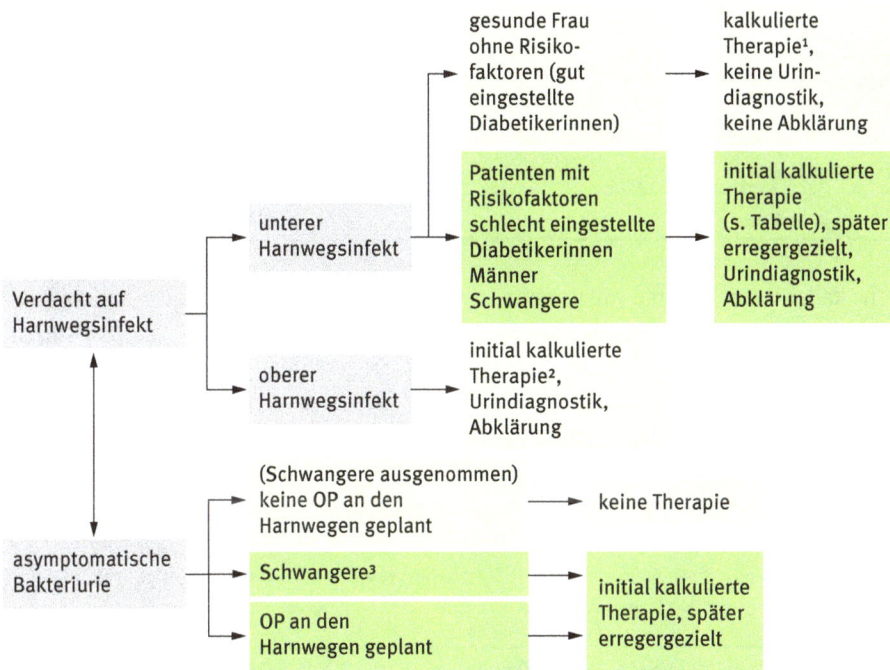

Abb. 6.7: Entscheidungsbaum zur Therapie von Harnwegsinfekten, s. Tab. 6.4: Antibiotikatherapie (1: Kap. 6.6.2, 2: Kap. 6.6.3, 3: Kap. 6.6.4).

6.6.2 Auswahl des Antbitiotikums

Bei unkomplizierten Harnwegsinfektionen ist Escherichia coli am häufigsten anzutreffen. Weitere häufige Erreger in absteigender Häufigkeit sind Staphylokokkus saprophyticus, Klebsiella pneumoniae und Proteus mirabilis. Enterokokken, Pseudomonaden und andere Erreger sind ggf. als Teile einer Mischkultur bei komplizierten

Harnwegsinfektionen anzutreffen [42,43]. Die Resistenzlage stellt sich für E. coli aus ambulant erworbenen Harnwegsinfektionen wie folgt dar (Tab. 6.3):

Tab. 6.3: Empfindlichkeitsraten von verschiedenen Antibiotika (Angaben in %).

Antibiotikum, empfindlich auf ... (%)	ARESC-Studie [42]	REHIP-Studie [44]
Ampicillin	59,2	
Amoxicillin / Clavulansr.	88,8	
Cefuroxim	91,3	
Ciprofloxacin	95,4	91,3
Cotrimoxazol	74,0	
Fosfomycin	97,9	95,5
Mecillinam	97,5	
Nalidixinsäure	90,5	
Nitrofurantoin	95,4	94,2

Eine kalkulierte Therapie von unteren Harnwegsinfekten ist prinzipiell mit allen sinnvollen oralen Antibiotika, die eine Resistenzquote von weniger als 20 % aufweisen, möglich. Jedoch sollten aus der Gruppe der in Frage kommenden Antibiotika (markiert in Tabelle durch graue Hinterlegung) die Chinolone wegen der Entwicklung von Resistenzen und Nebenwirkungen wie Diarrhoen nicht eingesetzt werden.

Damit ergibt sich die Empfehlung der kalkulierten Antbiotika-Therapie unkomplizierter, unterer Harnwegsinfekte wie folgt (Tab. 6.4):

Tab. 6.4: Antibiotikatherapie der unkomplizierten Harnwegsinfektion der prämenopausalen Frau oder der gut eingestellten Diabetikerin.

Substanz	Dosierung	Dauer	TTK (Euro)*	Gesamtkosten (Euro)
Fosfomycin-Trometadol	3 Gramm	einmalig	ca. 16,50	16,50
Nitrofurantoin	50 mg 4 × 1	7 Tage	ca. 1,40	9,80
Nitrofurantoin ret.	100 mg 2 × 1	5 Tage	ca. 0,72	3,60
Nitroxolin	250 mg 3 × 1	5 Tage	ca. 2,76	13,80
Pivmecillinam	400 mg 2 × 1	3 Tage	ca. 4,20	12,60
Trimethoprim**	200 mg 2 × 1	3 Tage	ca. 1,30	4,20

*TTK = Tagestherapiekosten
**nur, wenn Resistenzquote lokal < 20 %

6.6.3 Antibiotikasteckbriefe

Tab. 6.5: Fosfomycin

Produkte	z. B. Monuril®
Chemie	Fosfomycin-Trometamol, Phosphonsäurederivat, als Trometamolsalz vorliegend
Dosierung	3 g Granulat zur Einmaltherapie
Einnahme	Nüchtern in Wasser einzunehmen
Wirkweise	bakterizid auf grampos. und gramneg. Erreger durch Hemmung der Zellwandsynthese
Nebenwirkungen	Übelkeit, abdomineller Schmerz, Diarrhoe, Blähungen, Schwindel, Kopfschmerz
Kontraindikationen	Niereninsuffizienz, Dialyse, Unverträglichkeit
Besonderheit	zur Einmaltherapie zugelassen

Tab. 6.6: Penicilline

Produkte	z. B. Amoxiclav®
Chemie	Kombination eines Aminopenicillins und eines Betalaktamase-Inhibitors Clavulansäure, Aminopenicillin allein wird nicht zur Therapie von HWI empfohlen
Dosierung	875/125 mg 2–3 × tgl.
Einnahme	als Tablette, Saft und Trockensubstanz vorliegend
Wirkweise	bakterizid auf grampos. und gramneg. Erreger durch Hemmung der Zellwandsynthese durch Inhibition von Transpeptidasen, die an der Synthese des Peptidoglykans beteiligt sind
Nebenwirkungen	Durchfälle, Übelkeit, Erbrechen, selten pseudomembranöse Colitis
Kontraindikationen	Überempfindlichkeit gegen Penicilline
Besonderheit	auch in der Schwangerschaft erlaubt

Tab. 6.7: Cephalosporine

Produkte	Gruppe 1: Cefalexin Gruppe 2: Cefuroxim Gruppe 3: Cefpodoxim, Cefixim
Chemie	β-Lactam-Antibiotikum
Dosierung	Gruppe 1: Cefalexin 3–4 × 500 mg z. B. Cefalexinratio® Gruppe 2: Cefuroxim 2–3 × 500 mg z. B. Cefuroxim AL® Gruppe 3: Cefpodoxim: 2 × 100 mg z. B. Cefpodoximratio® Cefixim: 1 × 400 mg z. B. Cefiximstada®
Einnahme	als Tablette, Saft und Trockensubstanz vorliegend
Wirkweise	bakterizid auf grampos. und gramneg. Erreger durch Hemmung der Zellwandsynthese durch Bindung an Penicillinbindungsproteine (PBP). Hierzu gehören die Transpeptidasen, welche für die Quervernetzung von Peptidoglykanketten während der Zellwandsynthese verantwortlich sind.
Nebenwirkungen	Durchfälle, Übelkeit, Erbrechen, selten pseudomembranöse Colitis
Kontraindikationen	Überempfindlichkeit gegen Penicilline
Besonderheit	Auch in der Schwangerschaft erlaubt

Tab. 6.8: Fluorchinolone

Produkte	Nalidixinsäure (erstes Flurochinolon, wird nicht mehr verwendet) Ciprofloxacin z. B. Ciprobay® Ofloxacin z. B. Ofloxacinratio® Levofloxacin z. B. Tavanic®, Levofloxacin AL® Norfloxacin z. B. Norfloxacinstada®
Chemie	Chinolone
Dosierung	Ciprofloxacin 2 × 250–500 mg z. B. Ciprobay® Ofloxacin 2 × 100–200 mg z. B. Ofloxacinratio® Levofloxacin 1 × ½ × 500 mg z. B. Levofloxacin AL® Norfloxacin 2 × 400 mg, z. B. Norfloxacinstada®
Einnahme	als Tablette, Saft und Trockensubstanz vorliegend
Wirkweise	bakterizid auf grampos. und gramneg. Erreger durch Hemmung der bakteriellen DNA-Synthese durch Hemmung der Gyrase und der Topoisomerase IV.
Nebenwirkungen	Durchfälle, Übelkeit, Erbrechen, selten pseudomembranöse Colitis
Kontraindikationen	Schwangerschaft, Stillzeit, Jugendliche und Kinder bis zum Abschluss des Wachstums
Besonderheit	Photosensitivität, Hemmstoff des CYP-P450–1A2, darf nicht zusammen mit calciumreicher Nahrung eingenommen werden, erhöhen das Risiko von Sehnenentzündungen und Sehnenrupturen

Tab. 6.9: Nitrofurantoin

Produkte	Nitrofurantoinratio®
Chemie	Furan
Dosierung	2–3 × 100 mg
Einnahme	als Kapsel vorliegend
Wirkweise	bakterizid bis bakteriostatisch, wird durch bakterieneigene Enzyme zu toxischen Produkten verändert, die DNA und Proteine schädigen
Nebenwirkungen	Durchfälle, Übelkeit, Erbrechen, selten allergische Lungeninfiltration (Husten)
Kontraindikationen	Schwangerschaft, Stillzeit, Unverträglichkeit
Besonderheit	sehr selten Lungenfibrose bei langfristiger Einnahme

Tab. 6.10: Nitroxolin

Produkte	Zysto-saar®, Nitroxolin forte®
Chemie	Hydroxychinolinon-Derivat
Dosierung	2–3 × 250 mg
Einnahme	als Kapsel vorliegend
Wirkweise	hemmt bakterielle Adhärenz am Urothel, hemmt RNA-Polymerasen
Nebenwirkungen	Durchfälle, Übelkeit, Erbrechen, Kopfschmerzen
Kontraindikationen	Schwangerschaft, Stillzeit, Unverträglichkeit
Besonderheiten	in Deutschland eher ungebräuchlich

Tab. 6.11: Pivmecillinam

Produkte	X-Systo®
Chemie	β-Lactam-Antibiotikum
Dosierung	1 × 400 mg
Einnahme	als Filmtablette vorliegend
Wirkweise	bakteriostatisch durch Blockierung des Penicillin-Bindeproteins 2 (PBP2). Dadurch wird die Ausbildung einer neuen Zellwand in der Teilungsphase der Bakterien behindert.
Nebenwirkungen	Durchfälle, Übelkeit, Vaginalmykosen
Kontraindikationen	Unverträglichkeit
Besonderheiten	in Deutschland erst seit kurzem auf dem Markt

Tab. 6.12: Trimethoprim

Produkte	z. B.: Infectotrimet®
Chemie	Trimethoxybenzylpyrimidin
Dosierung	2 × 200 mg
Einnahme	als Tablette vorliegend
Wirkweise	bakteriostatisch durch Störung des bakteriellen Folat-Stoffwechsels (Hemmung des Enzyms Dihydrofolatreduktase)
Nebenwirkungen	Durchfälle, Übelkeit, Hautausschlag, selten Lyell-Syndrom, Transaminasen- und Bilirubin-Anstieg
Kontraindikationen	Unverträglichkeit
Besonderheiten	häufig in Kombination mit Sulfonamiden angewendet

Tab. 6.13: Trimethoprim + Sulfonamid

Produkte	z. B.: Cotrim®, Baktrim®
Chemie	Trimethoxybenzylpyrimidin (Trimethoprim) und Sulfonamid (Sulfamethoxazol)
Dosierung	2 × 160/800 mg
Einnahme	als Tablette / Saft / Trockensubstanz zur intravenösen Gabe vorliegend
Wirkweise	bakterizid durch synergistische Wirkung im bakteriellen Folsäure-Stoffwechsel (Trimethoprim hemmt die Dihydrofolsäure-Reduktase, Sulfamethoxazol hemmt die Dihydrofolsäure-Synthetase)
Nebenwirkungen	Durchfälle, Übelkeit, Hautausschlag, selten Lyell-Syndrom, Transaminasen- und Bilirubin-Anstieg
Kontraindikationen	Unverträglichkeit
Besonderheiten	in Deutschland hoher Prozentsatz an E. Coli-Resistenzen

Bei oberen Harnwegsinfekten (Abb. 6.7) entscheidet sich die Wahl der oralen bzw. der parenteralen Gabe nach der Schwere des Krankheitsbildes. Bei leichteren Formen kann oral mit Cefpodoxim, Ciprofloxacin und Levofloxacin behandelt werden. Liegt eine schwere Verlaufsform vor, soll Cefotaxim, Ceftriaxon, Ciprofloxacin und Levofloxacin parental gegeben werden. Ein solcher Schweregrad wird bei starken Schmerzen, hohem Fieber, Übelkeit, Erbrechen und Kreislaufinstabilität angenommen. In solchen Fällen ist eine stationäre und intravenöse Therapie sinnvoll. Dies gilt insbesondere für den Diabetiker, bei dem durch die genannten Phänomene die stabile Diabeteseinstellung durch die schwere Infektion durcheinandergeraten kann.

Bei Krankenhausaufenthalten in den letzten 3 Monaten, häufigen Antibiosen in der Vergangenheit oder aber einem Versagen der Primärtherapie kommen Amikacin, Gentamicin, Amoxicillin/Clavulansäure, Ertabenem, Imipenem, Meropenem und Piperacillin/Tazobactam oder die Kombination eines Beta-Lactam-Antibiotikums und eines Aminoglycosides ggf. unter Serumspiegelkontrollen des nephro- und ototoxischen Aminoglycosides zur Anwendung. Hier versteht es sich von selbst, dass besonders vor einer solchen antimikrobiellen Therapie mit Reserveantibiotika eine Keim- und Resistenzbestimmung vorliegen sollte.

6.6.4 Besondere Risikogruppen

6.6.4.1 Schwangere

Im Falle eines unteren Harnwegsinfektes und einer asymptomatischen Bakteriurie, die hier einer Behandlung zugeführt werden soll, können bei Schwangeren Penicillin- und Cephalosporin-Präparate sowie Fosfomycin-Trometadol gegeben werden.

6.6.4.2 Männer

Bei jüngeren Männern erfolgt die Antibiotikatherapie mit Pivmecillinam oder Nitrofurantoin, wenn eine akute Prostatitis ausgeschlossen wurde. Diabetiker mit stabiler Stoffwechsellage werden bei unteren Harnwegsinfekten analog zu Nicht-Diabetikern behandelt, bei oberen Harnwegsinfekten richtet sich die Therapieintensität nach der Schwere des Krankheitsbildes.

6.6.4.3 Postmenopausale Frauen

Die Therapie der unkomplizierten Harnwegsinfektion der postmenopausalen Frau ist mit den Prinzipien der Behandlung prämenopausaler Frauen identisch.

Einigkeit herrscht in der Literatur, dass die asymptomatische Bakteriurie bei Diabetikerinnen nicht behandelt wird. Ein Übergang der asymptomatischen Bakteriurie in symptomatische Harnwegsinfekte oder eine gehäufte Rate an Pyelonephritiden oder Hospitalisierungen ist auch nach randomisierten, plazebokontrollierten Studien mit einer Nachbeobachtungszeit von 27 Monaten nicht zu befürchten [25,45]. Ein weiteres Argument gegen eine antibiotische Therapie ist zusätzlich der Umstand, dass die asymptomatische Bakteriurie nur selten dauerhaft beseitigt werden kann [46].

Diabetikerinnen mit guter Diabeteseinstellung und ohne Diabetes-Komplikationen werden analog den Richtlinien für prämenopausale Frauen empirisch mit einer Fosfomycin-Trometadol-Einmalgabe, 2 Mal 100 mg Nitrofurantoin über 5 Tage oder mit der Kombination aus Sulfamethoxazol und Trimethoprim 960 mg über 3 Tage behandelt [1]. Selbstverständlich sind bakterizide Antibiotika wie Chinolone, Penicilline oder Cephalosporineebenfalls wirksam; sie sollten jedoch im Hinblick auf die Resistenzentwicklung bei „banalen" Infekten nur bei vital bedrohenden Infektionen eingesetzt werden. Eine Ausnahme stellt die lokale Resistenzlage dar – ein Abweichen von der genannten empirischen Therapie ist dann sinnvoll, wenn die Kenntnis der lokalen Resistenzstatistik eine erhöhte Resistenzquote des eingesetzten Antibiotikums zeigt.

Bei einer oberen Harnwegsinfektion lässt sich klinisch zwischen einer milden Verlaufsform mit moderaten Beschwerden und solchen mit reduziertem Allgemeinbefinden, Fieber und Übelkeit und Erbrechen unterscheiden. Hier ist eine Hospitalisation und intravenöse antibiotische Therapie sinnvoll, schon weil die Resorption oraler Antibiotika nicht gesichert ist. In aller Regel erfolgt initial eine empirische Therapie mit Chinolonen, Breitspektrum-Cephalosporinen oder Piperacillin-Tazobaktam bis zum Eingang der Urinkultur mit anschließender Anpassung der antimikrobiellen Therapie. Bei Patienten mit Kreislaufinstabilität und anderen Sepsiszeichen ist die Anlage einer Blutkultur sinnvoll. Die abszedierende, emphysematöse Pyelonephritis stellt eine Sonderform dar, die nach älterer Lesart die Nephrektomie mit Beseitigung des Infektionsherdes notwendig machte. Heute liegen Hinweise vor, dass eine perkutane Abszessdrainage in Kombination mit einer Breitbandantibiose unter Erhalt der betroffenen Niere ein erfolgreiches Konzept darstellen kann [47]. Besondere Beachtung sollte gerade beim Diabetiker die Anpassung der Antibiotikadosierung an die Nierenfunktion im Hinblick auf die diabetische Nephropathie finden. Hier ist der Einsatz der nephro- und ototoxischen Aminoglycoside als problematisch zu betrachten; er sollte nur in ausgesuchten Fällen mit nachgewiesener Erregerempfindlichkeit in Abwesenheit von Antibiotikaalternativen und dann möglichst unter Monitoring des Serumspiegels stattfinden.

6.7 Möglichkeiten der Prophylaxe bei rezidivierenden HWI

6.7.1 Evidenzbasiert

6.7.1.1 Verhaltensintervention
Grundsätzlich kann eine allgemeine Beratung über die Pathophysiologie von Harnwegsinfekten und entsprechende Hinweise auf eine gesunde Lebensführung die Rate an Harnwegsinfekten senken. So sollte jeder Patient mit rezidivierenden Harnwegsinfekten über die folgenden Punkte informiert werden.

Ernährung
Der regelmäßige Konsum von verdünnten Fruchtsäften, besonders von Beerensäften, senkt die Rate von Harnwegsinfekten genauso wie der Genuss von probiotischen Bakterien enthaltenen Milchprodukten in Fallkontrollstudien [48]. Da hier nicht randomisiert der Genuss von z. B. Beerensaft gegen die Einnahme einer gleichen Menge von

Wasser getestet wurde, bleibt die Frage offen, ob die Harndilution oder ein Bestand-teil des Beerenanteiles für den positiven Effekt verantwortlich zeichnet.

Trinkmenge

Grundsätzlich sind eine ausreichende Trinkmenge und eine regelmäßige Blasen-entleerung sinnvoll zur „Ausspülung" von in die Blase eingedrungenen Bakterien. Ein exzessives Trinken hat jedoch auch den Nachteil der Verdünnung von physiolo-gischerseits im Harn vorkommenden antibakteriellen Bestandteilen wie das Tamm-Horsfall-Protein [49]. So ist eine Trinkmenge von 2–2,5 Litern am Tag als adäquat an-zusehen. Voraussetzung dafür, dass das „Ausspülen" funktioniert, ist eine ungestörte Speicherfunktion der Harnblase und eine koordinierte restharnarme Blasenentlee-rung. Eine Harnausscheidung von 1,5 Litern pro Tag sollte angestrebt werden.

Sexualverhalten

Der Gebrauch von Verhütungsmitteln wie dem Diaphragma („Portiokappe") [50], Spermiziden oder Intrauterinpessare [51] erhöhen die Frequenz von Harnwegsinfek-ten genauso wie analer Verkehr [52] und sollten bei rezidivierenden Harnwegsinfek-ten vermieden werden. Die Verhaltensmaßnahme, die Blase nach Sexualverkehr zu entleeren, wurde nie systematisch untersucht, erscheint jedoch aus der Überlegung heraus, eingedrungene Keime noch vor ihrer Vermehrung „über Nacht" auszuspülen, vor dem Hintergrund der Unbedenklichkeit empfehlenswert.

Hygiene

Alle übertriebenen Hygienemaßnahmen, die das lokale Vaginalmilieu schädigen, führen zu einer Reduktion von Laktobazillen und weiterer antibakteriellen Faktoren wie antimikrobielle Peptide und sollten unterlassen werden. Hierzu gehören Schei-denspülungen, Intimsprays, Bidetbenutzung und andere. Die Art der Menstruations-hygiene oder der Hygiene des Partners waren in Fallkontrollstudien ohne Einfluss auf die Häufigkeit von Harnwegsinfekten [51]. Demgegenüber gehören allgemeine Hygieneempfehlungen wie ein Abwischen von vorn nach hinten oder das Hände-waschen vor dem Toilettenbesuch zu den Inhalten einer Beratung bei rezidivierenden Harnwegsinfekten.

6.7.1.2 Lokale Östrogenisierung

Eine lokale Östrogenisierung ist zur Behandlung von atrophen Scheiden-Symptomen und einer überaktiven Blase der postmenopausalen Frau unumstritten. Der Wirkme-chanismus der Förderung des Wachstums von Lactobazillen mit dem Absinken des Scheiden-pH-Wertes von Werten über 5 auf 3–4 lassen den Einsatz zur Prophylaxe von rezidivierenden Harnwegsinfekten der Frau sinnvoll erscheinen. So konnte die Quote von Harnwegsinfekten durch eine lokale Östrogenisierung von 5,9 pro Jahr auf

0,5 pro Jahr gesenkt werden [53]. In dieser Studie sank der Scheiden-pH-Wert von 5,5 auf 3,6. Zu beachten sind die Kontraindikationen hormonsensitiver Karzinome des Genitaltraktes. Die Kosten für die lokale Östrogenisierung werden unter der Diagnose von atrophen Erscheinungen erstattet.

6.7.1.3 Immunoprophaylaxe

Zur Immunoprophylaxe von Harnwegsinfekten stehen zwei Präparate zur Verfügung. Es handelt sich um ein Präparat mit Zellwandanteilen von E. coli, das oral einzunehmen ist, und eine Mischpräparation von inaktivierten potentiellen Harnwegsinfektionserregern, das i. m. appliziert wird. Für das orale Präparat weist eine Metaanalyse eine Reduktion der Häufigkeit von Harnwegsinfektionsrezidiven um 22–69 % in 6–12 Monaten auf [54]. Das Präparat wird über 3 Monate täglich mit einer Kapsel eingenommen, zwischen den Monaten 7–9 wird eine Boosterung mit der Einnahme von 10 Kapseln in 10 Tagen jeden Monat mit einer Therapiepause von 20 Tagen empfohlen. Die Nebenwirkungsrate lag auf Plazeboniveau; eine Kostenerstattung ist nicht möglich. Die Tagestherapiekosten liegen bei 1,20 Euro.

In Untersuchungen zum i. m. zu verabreichenden Mischpräparat sank die Häufigkeit von Infekt-Rezidiven um 26–93 %. Die Qualität der hier zugrundeliegenden Untersuchungen ist schlechter als die zu dem oralen Präparat [54,55].

6.7.1.4 Hemmung der bakteriellen Adhärenz
Moosbeeren / Cranberry

Moosbeeren enthalten neben vielen Vitaminen – und hier einem besonders hohen Vitamin-C-Gehalt – vor allem Polyphenole und Anthocyane. Diese verhindern bakterielle Adhärenz am Urothel [56]. Ein aktueller Review aus dem Jahr 2017 sieht bei der Analyse der Literatur eine signifikante Reduktion der Häufigkeit von Harnwegsinfekten unter der Einnahme von Cranberry-Produkten [57]. Eine Fallkontrollstudie sah eine Reduktion der Infektepisoden von 2,3 in 6 Monaten auf 0,3 unter der Einnahme von 120 mg Cranberry-Extrakt täglich [58].

Mannose

D-Mannose ist ein rechtsdrehender Milchzucker, der die bakterielle Adhärenz am Urothel durch Besetzen der Bindungsstellen hemmen soll. Da D-Mannose nicht verstoffwechselt, sondern unverändert renal eliminiert wird, resultiert eine milde osmotische Diurese, die auch zur Prophylaxe von Harnwegsinfekten beitragen könnte. Die geringe Verstoffwechslung hat zur Folge, dass D-Mannose auch von Diabetikern verwendet werden darf. Die tägliche Einnahme von 1–2 Gramm in 200 ml Wasser wird empfohlen. In einer randomisierten Studie, in der D-Mannose gegen Nitrofurantoin und Plazebo getestet wurde, lag die Häufigkeit von Infekt-Rezidiven in der Größenordnung von Nitrofurantoin bei weniger Nebenwirkungen [59]. Auf dem Markt ist eine

Fülle von Darreichungen als Pulver oder Kapseln z. T. in Kombination mit anderen frei verkäuflichen Produkten zur Prophylaxe von Harnwegsinfekten; die Kosten betragen rund 3 Euro pro 1000 mg Kapsel.

GAG-Schicht-Ersatz

Präparate zur Reparatur eines Defektes der das Urothel bedeckenden Polysaccharid-Schicht, den Glycosaminoglycanen oder GAGs, wurden ursprünglich zur Therapie der interstitiellen Zystitis entwickelt. Im Tierexperiment lässt sich eine artefiziell abradierte Glycosaminoglycan-Schicht durch die Instillation von Chondroitinsulfat oder Hyaluronsäure ersetzten und damit die Integrität der durch das Urothel gebildeten Urin-Gewebe-Schranke wiederherstellen [60]. Der Nachweis eines solchen Defektes ist jedoch am Menschen bzw. in der Routine-Diagnostik nicht möglich.

Ein aktueller Review aus dem Jahre 2016 kommt zu einer positiven Bewertung [61]. Problematisch ist hier jedoch die Güte der Literatur, die häufig ausschließlich aus Fallkontrollstudien mit geringen Patientenzahlen bestehen. Auch sind die verschiedenen Produkte hinsichtlich ihrer Zusammensetzung und der Konzentration der Wirkstoffe vielfach nicht vergleichbar. So ist Hyaluronsäure in einer Konzentration von 0,08 %, Chondroitinsulfat in einer von 0,2 bis 2 % jeweils alleine oder in Kombination erhältlich. Alle Präparationen müssen per Einmalkatheterismus in die Blase eingebracht werden, was ein zusätzliches Infektionsrisiko birgt. Empfohlen wird die wöchentliche Instillation über 8 Wochen; eine Übernahme der Kosten pro Instillation von 40–60 Euro durch die Krankenkassen ist nicht möglich.

6.7.1.5 Harnwegsdesinfizientien
Pflanzlich

In Deutschland sind eine Fülle von Präparaten aus Bärentraubenblättern, Birkenblättern, Goldrutenkraut, Heuhechelwurzel, Tausendgüldenkraut, Schachtelhalmkraut, Wacholderbeeren, Kapuzinerkresse, Meerrettichwurzel und anderen teilweise mit mehreren Inhaltsstoffen im Handel. Die genannten Präparationen sind nicht systematisch untersucht, eine allgemeine Bewertung kann nicht ausgesprochen werden.

Chemisch

L-Methionin, eine schwefelhaltige Aminosäure, die nach Spaltung einer Wasserstoff-Doppelbrücke Wasserstoffionen freisetzt und zu einer Urinansäuerung führt, ist in Deutschland zur Prophylaxe von Harnwegsinfekten verordnungsfähig. Problematisch sind die entstehende Azidose besonders bei Leber- und Niereninsuffizienz sowie Hyperuricaemie; da die Daten hinsichtlich der Unterdrückung von Harnwegsinfekten nicht eindeutig sind [62], ist die langfristige Anwendung auf besondere Fälle beschränkt.

6.7.1.6 Antibiotische Langzeitprophylaxe

Eine Antibiotikaprophylaxe kann klassischerweise als Dauertherapie mit ¼ der therapeutischen Dosis eines Antibiotikums in abendlicher Einmalgabe oder als postkoitale Prophylaxe mit der Einmalgabe eines Antibiotikums durchgeführt werden. Die Auswahl des Antibiotikums sollte sich dabei möglichst nach der individuellen Resistenzbestimmung des Patienten, dem individuellen Nebenwirkungsprofil und der Patientenpräferenz richten. Zur Auswahl stehen die u. g. Wirkstoffe (Tab. 6.14).

Tab. 6.14: Antibiotika-gestützte Prophylaxe von Harnwegsinfekten.

Wirkstoff	Langzeitprophylaxe	Postkoitale Prophylaxe
Cotrimoxazol	40/200 mg täglich oder 3 × /Wo	40/200 mg
Trimethoprim	100 mg täglich	–
Nitrofurantoin	50 mg oder 100 mg	50 oder 100 mg
Cefaclor	125 oder 250 mg	–
Cefalexin	–	125 oder 250 mg
Norfloxacin	200 mg	200 mg
Ciprofloxacin	125 mg	–
Ofloxacin	–	100 mg
Fosfomycin	3 g alle 10 Tage	

Probleme der Langzeitprophylaxe sind die Nebenwirkungen wie Übelkeit und Erbrechen sowie mykotische Vaginosen. Dieses und die dann verbesserte Compliance sprechen für die postkoitale Prophylaxe. Vor dem Hintergrund der Resistenzentwicklung sollte dabei jedoch die Indikation zur Prophylaxe mit Chinolonen streng gestellt werden.

6.7.2 Nicht evidenzbasiert

Akupunktur

Kleinere Untersuchungen deuten auf einen Effekt der Akupunktur bei Harnwegsinfekten hin. So fanden sich in einer Untersuchung 85 % der Patienten mit einer spezifischen Akupunktur infektfrei, bei einer Scheinakupunktur 56 % und ohne 36 % [63]. In einer anderen Untersuchung halbierte sich die HWI-Frequenz [64].

Probiotika

Die Rationale der Behandlung mit Probiotika ist die orale oder vaginale Gabe von Laktobazillen zur Hemmung des Wachstums von Harnwegserregern wie E. coli. Laktobazillen können in vitro das Wachstum von E. coli hemmen [65]. Es konnte gezeigt werden, dass eine orale Gabe von Laktobazillen einer Antibiotikaprophylaxe mit Trimethoprim-Sulfamethoxazol nicht unterlegen war; erwartungsgemäß lagen in der mit Laktobazillen behandelten Patientengruppe keine TMP-SMZ-Resistenzen bei Rezidiven vor. Die Rate an Harnwegsinfektionen nahm in der Antibiotika-Gruppe von 7,0 auf 2,9 und in der Laktobazillus-Gruppe von 6,8 auf 3,3 Infektionen ab [66]. Für die intravaginale Gabe von Laktobazillen konnte bei prämenopausalen Frauen gezeigt werden, dass die Rate an Rezidiv-Harnwegsinfekten dann gesenkt werden kann, wenn es gelingt, den eingebrachten Laktobazillus-Stamm in der Scheide zu kolonisieren [67]. Eine eindeutige Aussage zu diesem Therapieprinzip kann wegen der schwachen Datenlage nicht getroffen werden.

6.7.3 In der Forschung

Einen neuen Ansatz stellt die Entwicklung eines antibakteriellen Pads dar, der in einer herkömmlichen Slipeinlage der Frau getragen die Migration von Bakterien aus der Analregion in den Introitus reduzieren soll. In einer Machbarkeitsstudie konnte eine solche Reduktion in mikrobiologischen Untersuchungen bei Probandinnen gesehen werden – bei exzellenter dermatologischer Verträglichkeit (persönliche Kommunikation).

6.8 Fazit

Harnwegsinfektionen bei Diabetikern stellen wegen ihrer hohen Frequenz, ihrer häufig bestehenden Rezidivneigung, den u. U. schwerwiegenden Komplikationsmöglichkeiten und der subjektiven Beeinträchtigung eine Herausforderung sowohl für den behandelnden Arzt als auch für den Patienten dar. Vor dem Hintergrund, dass Harnwegsinfektionen ein Indikator für eine weitergehende diabetogen-neurogene Blasenfunktionsstörung sein können, ist dennoch ein strukturiertes Vorgehen in Diagnostik und Therapie gefragt. Dabei ist eine Risikostratifizierung für ein angemessenes Vorgehen obligat; die Therapie schließt auch eine intensive Beratung über Allgemeinmaßnahmen und Prophylaxemöglichkeiten ein.

Literatur

[1] Nitzan O, Elias M, Chazan B, Saliba W. Urinary tract infections in patients with type 2 diabetes mellitus: review of prevalence, diagnosis, and management. Diabetes Metab Syndr Obes 2015,8,129–36.

[2] Delamaire M, Maugendre D, Moreno M, Le Goff MC, Allannic H, Genetet B. Impaired leucocyte functions in diabetic patients. Diabet Med 1997,14,29–34.

[3] Valerius NH, Eff C, Hansen NE, et al. Neutrophil and lymphocyte function in patients with diabetes mellitus. Acta Med Scand 1982,211,463–7.

[4] Ozer A, Altuntas CZ, Bicer F, et al. Impaired cytokine expression, neutrophil infiltration and bacterial clearance in response to urinary tract infection in diabetic mice. Pathog Dis 2015,73.

[5] Funfstuck R, Nicolle LE, Hanefeld M, Naber KG. Urinary tract infection in patients with diabetes mellitus. Clin Nephrol 2012,77,40–8.

[6] Truzzi JC, Almeida FM, Nunes EC, Sadi MV. Residual urinary volume and urinary tract infection – when are they linked? J Urol 2008,180,182–5.

[7] Huang JJ, Tseng CC. Emphysematous pyelonephritis: clinicoradiological classification, management, prognosis, and pathogenesis. Arch Intern Med 2000,160,797–805.

[8] Hirji I, Guo Z, Andersson SW, Hammar N, Gomez-Caminero A. Incidence of urinary tract infection among patients with type 2 diabetes in the UK General Practice Research Database (GPRD). J Diabetes Complications 2012,26,513–6.

[9] Yu S, Fu AZ, Qiu Y, et al. Disease burden of urinary tract infections among type 2 diabetes mellitus patients in the U.S.. J Diabetes Complications 2014,28,621–6.

[10] Chita T, Timar B, Muntean D, et al. Urinary tract infections in Romanian patients with diabetes: prevalence, etiology, and risk factors. Ther Clin Risk Manag 2017,13,1–7.

[11] Lin W, Chen C, Guan H, Du X, Li J. Hospitalization of elderly diabetic patients: characteristics, reasons for admission, and gender differences. BMC Geriatr 2016,16,160.

[12] Korbel L, Spencer JD. Diabetes mellitus and infection: an evaluation of hospital utilization and management costs in the United States. J Diabetes Complications 2015,29,192–5.

[13] Wilke T, Bottger B, Berg B, et al. Healthcare Burden and Costs Associated with Urinary Tract Infections in Type 2 Diabetes Mellitus Patients: An Analysis Based on a Large Sample of 456.586 German Patients. Nephron 2016,132,215–26.

[14] Wiedemann A, Fusgen I. The patient with diabetes in urologic practice: a special risk for lower urinary tract symptoms? Results of the Witten diabetes survey of 4.071 type 2 diabetics. Urologe A 2010,49,238–44.

[15] Wiedemann A, Meziane N, Hirsch J, Fusgen I. Men with type 2 diabetes and erectile dysfunction are a particular risk group for LUTS – results of the Witten Diabetes Survey. Aktuelle Urol 2013,44,280–4.

[16] Renko M, Tapanainen P, Tossavainen P, Pokka T, Uhari M. Meta-analysis of the significance of asymptomatic bacteriuria in diabetes. Diabetes Care 2011,34,230–5.

[17] Scholes D, Hooton TM, Roberts PL, Gupta K, Stapleton AE, Stamm WE. Risk factors associated with acute pyelonephritis in healthy women. Ann Intern Med 2005,142,20–7.

[18] Nicolle LE, Friesen D, Harding GK, Roos LL. Hospitalization for acute pyelonephritis in Manitoba, Canada, during the period from 1989 to 1992; impact of diabetes, pregnancy, and aboriginal origin. Clin Infect Dis 1996,22.1051–6.

[19] Wang MC, Tseng CC, Wu AB, et al. Bacterial characteristics and glycemic control in diabetic patients with Escherichia coli urinary tract infection. J Microbiol Immunol Infect 2013,46,24–9.

[20] Boyko EJ, Fihn SD, Scholes D, Abraham L, Monsey B. Risk of urinary tract infection and asymptomatic bacteriuria among diabetic and nondiabetic postmenopausal women. Am J Epidemiol 2005,161,557–64.

[21] Boyko EJ, Fihn SD, Scholes D, Chen CL, Normand EH, Yarbro P. Diabetes and the risk of acute urinary tract infection among postmenopausal women. Diabetes Care 2002,25,1778–3.

[22] Nicolle LE, Capuano G, Fung A, Usiskin K. Urinary tract infection in randomized phase III studies of canagliflozin, a sodium glucose co-transporter 2 inhibitor, Postgrad Med 2014,126:7–17.

[23] Yang XP, Lai D, Zhong XY, Shen HP, Huang YL. Efficacy and safety of canagliflozin in subjects with type 2 diabetes: systematic review and meta-analysis. Eur J Clin Pharmacol 2014,70,1149–58.

[24] Ptaszynska A, Johnsson KM, Parikh SJ, de Bruin TW, Apanovitch AM, List JF. Safety profile of dapagliflozin for type 2 diabetes: pooled analysis of clinical studies for overall safety and rare events. Drug Saf 2014,37,815–29.

[25] Geerlings SE, Brouwer EC, Van Kessel KC, Gaastra W, Stolk RP, Hoepelman AI. Cytokine secretion is impaired in women with diabetes mellitus. Eur J Clin Invest 2000,30,995–1001.

[26] Frimodt-Moller C. Diabetic cystopathy. A review of the urodynamic and clinical features of neurogenic bladder dysfunction in diabetes mellitus. Dan Med Bull 1978,25,49–60.

[27] Briongos-Figuero LS, Gomez-Traveso T, Bachiller-Luque P, et al. Epidemiology, risk factors and comorbidity for urinary tract infections caused by extended-spectrum beta-lactamase (ESBL)-producing enterobacteria. Int J Clin Pract 2012,66,891–6.

[28] Colodner R, Rock W, Chazan B, et al. Risk factors for the development of extended-spectrum beta-lactamase-producing bacteria in nonhospitalized patients. Eur J Clin Microbiol Infect Dis 2004,23,163–7.

[29] Inns T, Millership S, Teare L, Rice W, Reacher M. Service evaluation of selected risk factors for extended-spectrum beta-lactamase Escherichia coli urinary tract infections: a case-control study. J Hosp Infect 2014,88,116–9.

[30] Schechner V, Kotlovsky T, Kazma M, et al. Asymptomatic rectal carriage of blaKPC producing carbapenem-resistant Enterobacteriaceae: who is prone to become clinically infected? Clin Microbiol Infect 2013,19,451–6.

[31] Wu YH, Chen PL, Hung YP, Ko WC. Risk factors and clinical impact of levofloxacin or cefazolin nonsusceptibility or ESBL production among uropathogens in adults with community-onset urinary tract infections. J Microbiol Immunol Infect 2014,47,197–203.

[32] Li D, Wang T, Shen S, Fang Z, Dong Y, Tang H. Urinary tract and genital infections in patients with type 2 diabetes treated with sodium-glucose co-transporter 2 inhibitors: A meta-analysis of randomized controlled trials. Diabetes Obes Metab 2017,19,348–55.

[33] Devi R, Mali G, Chakraborty I, Unnikrishnan MK, Abdulsalim S. Efficacy and safety of empagliflozin in type 2 diabetes mellitus: a meta-analysis of randomized controlled trials. Postgrad Med 2017,129,382–92.

[34] Garg V, Bose A, Jindal J, Goyal A. Comparison of Clinical Presentation and Risk Factors in Diabetic and Non-Diabetic Females with Urinary Tract Infection Assessed as Per the European Association of Urology Classification. J Clin Diagn Res 2015,9,PC12–4.

[35] Li M, McDermott R. High absolute risk of severe infections among Indigenous adults in rural northern Australia is amplified by diabetes – A 7 year follow up study. J Diabetes Complications 2016,30,1069–73.

[36] Hessdoerfer E, Jundt K, Peschers U. Is a dipstick test sufficient to exclude urinary tract infection in women with overactive bladder? Int Urogynecol J 2011,22,229–32.

[37] Ku JH, Ko DW, Cho JY, Oh SJ. Correlation between prostatic urethral angle and bladder outlet obstruction index in patients with lower urinary tract symptoms. Urology 2010,75,1467–71.

[38] Kociszewski J, Fabian G, Grothey S, Viereck V, Fusgen I, Wiedemann A. [Tethered tape or the fourth factor. A new cause of recurrent stress incontinence after midurethral tape procedures vaginal tape insertion]. Urologe A 2014,53,55–61.

[39] Kociszewski J, Rautenberg O, Kolben S, Eberhard J, Hilgers R, Viereck V. Tape functionality: position, change in shape, and outcome after TVT procedure--mid-term results. Int Urogynecol J 2010,21,795–800.

[40] Hansson S, Hanson E, Hjalmas K, et al. Follicular cystitis in girls with untreated asymptomatic or covert bacteriuria. J Urol 1990,143,330–2.

[41] Vuckov S, Subat-Dezulovic M, Nikolic H. [Relation between successful treatment of urinary tract inflammation and the disappearance of changes in the bladder mucosa in children and adolescents with cystoscopically proven cystitis cystica]. Lijec Vjesn 1997,119,266–9.

[42] Naber KG, Schito G, Botto H, Palou J, Mazzei T. Surveillance study in Europe and Brazil on clinical aspects and Antimicrobial Resistance Epidemiology in Females with Cystitis (ARESC): implications for empiric therapy. Eur Urol 2008,54,1164–75.

[43] Wagenlehner FM, Wagenlehner C, Savov O, Gualco L, Schito G, Naber KG. [Clinical aspects and epidemiology of uncomplicated cystitis in women. German results of the ARESC Study]. Urologe A 2010,49,253–61.

[44] Schmiemann G, Gagyor I, Hummers-Pradier E, Bleidorn J. Resistance profiles of urinary tract infections in general practice--an observational study. BMC Urol 2012,12,33.

[45] Meiland R, Geerlings SE, Stolk RP, Netten PM, Schneeberger PM, Hoepelman AI. Asymptomatic bacteriuria in women with diabetes mellitus: effect on renal function after 6 years of follow-up. Arch Intern Med 2006,166,2222–7.

[46] Harding GK, Zhanel GG, Nicolle LE, Cheang M, Manitoba Diabetes Urinary Tract Infection Study G. Antimicrobial treatment in diabetic women with asymptomatic bacteriuria. N Engl J Med 2002,347,1576–83.

[47] Lin WR, Chen M, Hsu JM, Wang CH. Emphysematous pyelonephritis: patient characteristics and management approach. Urol Int 2014,93,29–33.

[48] Kontiokari T, Laitinen J, Jarvi L, Pokka T, Sundqvist K, Uhari M. Dietary factors protecting women from urinary tract infection. Am J Clin Nutr 2003,77,600–4.

[49] Eckford SD, Keane DP, Lamond E, Jackson SR, Abrams P. Hydration monitoring in the prevention of recurrent idiopathic urinary tract infections in pre-menopausal women. Br J Urol 1995,76,90–3.

[50] Fihn SD, Latham RH, Roberts P, Running K, Stamm WE. Association between diaphragm use and urinary tract infection. JAMA 1985,254,240–5.

[51] Scholes D, Hooton TM, Roberts PL, Stapleton AE, Gupta K, Stamm WE. Risk factors for recurrent urinary tract infection in young women. J Infect Dis 2000,182,1177–82.

[52] Lema VM. Urinary Tract Infection In Young Healthy Women Following Heterosexual Anal Intercourse: Case Reports. Afr J Reprod Health 2015,19,134–9.

[53] Raz R, Stamm WE. A controlled trial of intravaginal estriol in postmenopausal women with recurrent urinary tract infections. N Engl J Med 1993,329,753–6.

[54] Bauer HW, Rahlfs VW, Lauener PA, Blessmann GS. Prevention of recurrent urinary tract infections with immuno-active E. coli fractions: a meta-analysis of five placebo-controlled double-blind studies. Int J Antimicrob Agents 2002,19,451–6.

[55] Bauer HW, Bessler WG. [Non-Antibiotic Strategies to Prevent the Recurrence of Uncomplicated Urinary Tract Infections in Women]. Aktuelle Urol 2016,47,214–9.

[56] Tempera G, Corsello S, Genovese C, Caruso FE, Nicolosi D. Inhibitory activity of cranberry extract on the bacterial adhesiveness in the urine of women: an ex-vivo study. Int J Immunopathol Pharmacol 2010,23,611–8.

[57] Luis A, Domingues F, Pereira L. Can Cranberries Contribute to Reduce the Incidence of Urinary Tract Infections? A Systematic Review with Meta-Analysis and Trial Sequential Analysis of Clinical Trials. J Urol 2017,198(3),614–21.

[58] Ledda A, Belcaro G, Dugall M, et al. Highly standardized cranberry extract supplementation (Anthocran(R)) as prophylaxis in young healthy subjects with recurrent urinary tract infections. Eur Rev Med Pharmacol Sci 2017,21,389–93.

[59] Kranjcec B, Papes D, Altarac S. D-mannose powder for prophylaxis of recurrent urinary tract infections in women: a randomized clinical trial. World J Urol 2014,32,79–84.

[60] Engles CD, Hauser PJ, Abdullah SN, Culkin DJ, Hurst RE. Intravesical chondroitin sulfate inhibits recruitment of inflammatory cells in an acute acid damage "leaky bladder" model of cystitis. Urology 2012,79,483 e13–7.

[61] Lazzeri M, Hurle R, Casale P, et al. Managing chronic bladder diseases with the administration of exogenous glycosaminoglycans: an update on the evidence. Ther Adv Urol 2016,8,91–9.

[62] Funfstuck R, Straube E, Schildbach O, Tietz U. [Prevention of reinfection by L-methionine in patients with recurrent urinary tract infection]. Med Klin (Munich) 1997,92,574–81.

[63] Aune A, Alraek T, LiHua H, Baerheim A. Acupuncture in the prophylaxis of recurrent lower urinary tract infection in adult women. Scand J Prim Health Care 1998,16,37–9.

[64] Alraek T, Baerheim A, Birch S. Acupuncture points used in the prophylaxis against recurrent uncomplicated cystitis, patterns identified and their possible relationship to physiological measurements. Chin J Integr Med 2016,22,510–7.

[65] Delley M, Bruttin A, Richard M, Affolter M, Rezzonico E, Bruck WM. In vitro activity of commercial probiotic Lactobacillus strains against uropathogenic Escherichia coli. FEMS Microbiol Lett 2015,362,fnv096.

[66] Beerepoot M, Ter Riet G, Geerlings SE. Lactobacilli vs Antibiotics to Prevent Recurrent Urinary Tract Infections: An Inconclusive, Not Inferior, Outcome-Reply. Arch Intern Med 2012,172,1690–4.

[67] Stapleton AE, Au-Yeung M, Hooton TM, et al. Randomized, placebo-controlled phase 2 trial of a Lactobacillus crispatus probiotic given intravaginally for prevention of recurrent urinary tract infection. Clin Infect Dis 2011,52,1212–7.

7 Fallstricke in der pharmakologischen Therapie des Diabetes

Thomas Bobbert, Lukas Maurer

7.1 Allgemeine Grundlagen

Vor Beginn einer Therapie des Diabetes mellitus Typ-2 (T2DM) sollten zunächst Therapieziele festgelegt werden. Wesentliche Ziele sind eine Reduzierung der Morbidität und Mortalität, Vermeidung makro- und mikrovaskulärer Komplikationen, von Hypoglykämien und eine Verbesserung oder Erhaltung der Lebensqualität. Daher besteht die Therapie des T2DM nicht nur in der Behandlung des Glucosestoffwechsels, sondern umfasst auch die Therapie anderer kardiovaskulärer Risikofaktoren wie z. B. der arteriellen Hypertonie, Körpergewicht und Hypercholesterinämie.

Die wesentlichen Parameter, die zur Beurteilung des Glucosestoffwechsels herangezogen werden, sind der HbA_{1c} sowie prä- und postprandiale Blutzucker-Werte. Durch die deutlich angestiegene Verbreitung von CGM (Continous Glucose Monitoring) bzw. Flash Glucose Monitoring Systemen spielen zudem detaillierte Glucose-Tagesprofile eine zunehmende Rolle für die Therapieadjustierung.

Für den HbA_{1c} als klassischen Verlaufsparameter hat sich das Paradigma einer strikten Senkung unterhalb einheitlicher Zielwerte in den letzten Jahren zu einer individuellen Zielwertvereinbarung gewandelt, nachdem sich zeigte, dass eine intensivierte Norm nahe HbA_{1c} Einstellung nicht zwangsläufig zu einer Verbesserung der kardiovaskulären Mortalität führt. Diese Studien wurden jedoch noch v. a. mit heute nicht mehr bevorzugten Substanzklassen durchgeführt. Bei der Festlegung von HbA_{1c} Zielwerten spielen u. a. Alter, weitere Erkrankungen des Patienten eine wesentliche Rolle. Zudem sind Faktoren wie Hypoglykämien und Gewichtsverläufe in den Focus gerückt.

Seit einigen Jahren stehen neue antidiabetische Medikamente zur Verfügung, die unterschiedliche und zum Teil ergänzende Ansätze zur Regulation des Glucosestoffwechsels bieten (Abb. 7.2). Zudem sind erste Endpunktstudien zu makro- und mikrovaskulären Erkrankungen verfügbar. Somit ist nun eine Individualisierung der antidiabetischen Therapie möglich, jedoch ist damit auch eine immer größere Beachtung von Kontraindikationen und Nebenwirkungen der einzelnen Medikamentenklassen erforderlich. Prinzipiell besteht die Therapie weiterhin aus dem bekannten Stufenschema (Abb. 7.1). Grundlage der Therapie ist eine Lebensstilmodifikation. Medikamentöse Therapie der ersten Wahl ist weiterhin Metformin, u. a. aufgrund der langjährigen Erfahrung, der pathophysiologisch sinnvollen Wirkungen und den Endpunktdaten aus der „UK Prospective Diabetes Study" (UKPDS). Sollte eine Therapie mit Metformin nicht möglich sein oder nicht ausreichen, stehen u. a. Dipeptidylpeptidase-4 Inhibitoren (DPP-4 Inhibitoren), Glucagon-like-peptide-1 Analoga (GLP-1

https://doi.org/10.1515/9783110538854-007

Analoga), Sodium dependent glucose co-transporter-2 Inhibitoren (SGLT-2 Inhibitoren) und Insulin als Therapieoptionen zur Verfügung, die je nach individuellen Charakteristika des Patienten eingesetzt werden können. Die Therapieempfehlungen der Nationalen Versorgungsleitlinien von 2014 spiegeln dabei noch nicht die neuesten Erkenntnisse bei Patienten mit Diabetes mellitus Typ 2 und kardiovaskulären Erkrankungen wider, bei denen es nun positive Endpunktdaten bzgl. SGLT-2 Inhibitoren und GLP-1 Analoga gibt.

7.2 Lebensstilmodifikation

Insbesondere für den Diabetes mellitus Typ-2 stellt die sogenannte Basistherapie den ersten Schritt in der Behandlung der betroffenen Patienten dar, auch wenn bisher kein Nachweis einer kardiovaskulären Risikoreduktion gezeigt werden konnte [1]. Sie umfasst die Bausteine Patientenschulung, Ernährungstherapie, Steigerung der körperlichen Aktivität und Raucherentwöhnung [2]. Eine Patientenschulung sollte entsprechend der aktuellen Versorgungsleitlinie ein strukturiertes, evaluiertes, zielgruppen- und themenspezifisches Schulungs- sowie Behandlungsprogramm umfassen. Die Ernährungsberatung für Menschen mit Diabetes mellitus Typ-2 sollte insbesondere die Motivation zu gesunden, ausgewogenen Kostformen unter Berücksichtigung der bisherigen individuellen Ernährungsroutine zum Ziel haben. Der Verzehr industriell gefertigter Lebensmittel, die als spezifische „Diabetesnahrung" deklariert werden, wird nicht angeraten. Eine spezifische Empfehlung bezüglich der Wahl der Kostform kann ausgehend von der aktuellen Studienlage nicht gegeben werden und sollte im Hinblick auf die individuelle Situation des Patienten getroffen werden.

Eine Steigerung der körperlichen Aktivität ist Menschen mit Typ-2-Diabetes grundsätzlich anzuraten. Dies betrifft sowohl unstrukturierte körperliche Aktivität (Bewegung im Alltag z. B. Treppensteigen, Spaziergänge, Besorgungen zu Fuß etc.) als auch die Empfehlung zur Teilnahme an strukturierten Bewegungsprogrammen mit aerobem Ausdauer- oder Krafttraining nach Möglichkeit mehrmals pro Woche.

Diabetes Patienten, die rauchen, sollten immer, wenn dies situativ angemessen erscheint, über die besonderen Risiken des Rauchens hinsichtlich mikro- und makrovaskulärer Erkrankungen aufgeklärt und spezifisch beraten werden. Grundsätzlich gilt die Basistherapie als erster der medikamentösen Therapie vorgeschalteter Schritt in der Behandlung von Patienten mit einem Typ-2-Diabetes. Sind allerdings keine ausreichenden Erfolge durch nichtmedikamentöse Therapiemaßnahmen abzusehen (Adhärenzprobleme, Schweregrad der Erkrankung, Multimorbidität), kann der Therapieansatz auch von vornherein mit einem Medikament (in der Regel Metformin) kombiniert werden.

Für den Diabetes mellitus Typ-1 sind bestimmte Ernährungsformen oder Diäten nicht erforderlich. Für betroffene Patienten gelten die allgemeinen Empfehlungen hinsichtlich einer gesunden Kost. Eine Beratung sollte insbesondere die Blutglukosewirksamkeit von Kohlenhydraten, Fetten und Eiweißen erläutern sowie auf das erhöhte Risiko für Hypoglykämien nach Alkoholkonsum (insbesondere bei abendlichem Konsum) hinweisen.

7.3 Metformin

Metformin stellt in der medikamentösen Therapie des Typ-2-Diabetes das Medikament der ersten Wahl dar. In Europa seit den späten 1950ern angewendet, liegen umfangreiche Untersuchungen zu Wirksamkeit und Sicherheit vor [3,4]. Insbesondere die Belege für eine verbesserte Stoffwechseleinstellung und makrovaskuläre Risikoreduktion ohne Erhöhung der Hypoglykämierate (bei Monotherapie) sind hierfür Ausschlag gebend [5]. Die Wirkmechanismen von Metformin sind vielfältig und nur in Teilen aufgeklärt. Der Blutzucker-senkende Effekt entsteht primär über die Hemmung der hepatischen Blutzuckerproduktion. Die Inhibition der mitochondrialen Glycerolphosphatdehydrogenase in Hepatozyten führt zu einem erhöhten Lactat-/Pyrovat-Quotienten. Infolgedessen kommt es zu einer Hemmung der hepatischen Gluconeogenese und einer vermehrten Lactataussschüttung [6].

Zu den häufigen Nebenwirkungen einer Therapie mit Metformin gehören vor allem zu Therapiebeginn gastrointestinale Beschwerden sowie Geschmacksveränderungen. Aufgrund des häufig passageren Charakters dieser Symptome kann ein Einschleichen der Therapie mit schrittweiser Dosiserhöhung die Therapieadhärenz verbessern. Eine, bei Beachten der Kontraindikationen, seltene aber potentiell letale Nebenwirkung ist die Lactatazidose. Dem entsprechend ist bei der Indikationsstellung insbesondere zu beachten, dass Metformin nicht bei Patienten eingesetzt werden sollte, die an akuten oder chronischen Erkrankungen leiden, die zu einer Gewebshypoxie führen (dekompensierte Herzinsuffizienz, respiratorische Insuffizienz, frischer Myokardinfarkt, Leberinsuffizienz). Zudem stellt eine schwere Niereninsuffizienz eine Kontraindikation dar, so dass eine Therapie bei Dehydratation, schwere Infektionen oder Schock nicht erfolgen sollte. Bei Patienten mit chronischer Niereninsuffizienz kann Metformin aktuell entsprechend der aktualisierten Empfehlungen des Bundesinstituts für Arzneimittel und Medizinprodukte (BfArM) seit 02/2017 bis zu einer Nierenfunktionseinschränkung Grad 3b (eGFR 33–44 ml/min/1,72 m²), in angepasster Dosierung und regelmäßiger Kontrolle der Nierenfunktion, eingesetzt werden (Kap. 2). Weiterhin sollte bei entsprechender Klinik eine Kontrolle des Vitamin-B12-Spiegels erfolgen, da unter der Einnahme von Metformin verminderte Vitamin-B12-Spiegel beobachtet wurden. Im klinischen Alltag ergeben sich aus dieser Konstellation einige Besonderheiten im Kontext medizinischer Maßnahmen, die potentiell mit einer Verschlechterung der Nierenfunktion einhergehen können, so z. B. die intravenöse Gabe von jodhaltigen Kontrastmitteln oder elektiven chirurgischen Eingriffe unter Vollnarkose, Spinal- oder Periduralanästhesie. Metformin sollte während und bis 48 Stunden nach der

Prozedur abgesetzt werden. Die Fortsetzung der Therapie sollte frühestens nach 48 Stunden und nach erneut kontrollierter Nierenfunktion erfolgen (Kap. 5).

7.4 SGLT-2 Inhibitor

Vertreter dieser neuen Wirkstoffklasse wirken über eine Hemmung der renalen Glukosereabsorption durch selektive Blockade des Natrium/Glukose-Cotransporters Typ-2. Durch diesen Mechanismus wird mehr Glukose über den Urin ausgeschieden. Hierdurch kann die Blutzuckereinstellung beim Typ-2-Diabetes verbessert und zusätzlich eine moderate Gewichtsabnahme und Blutdrucksenkung erreicht werden.

2015 konnte in der EMPA-REG Outcome Studie für Empagliflozin als erstes neues Antidiabetikum eine Senkung des kardiovaskulären Risikos und der Mortalität für Typ-2-Diabetiker mit hohem kardiovaskulären Risiko gezeigt werden [7].

Im Hinblick auf potentielle Nebenwirkung sind unter Therapie ein gehäuftes Auftreten von Genital- und Harnwegsinfekten zu beachten (Kap. 6). Entsprechende Warnhinweise wurden zudem für die Anwendung von SGLT-2 Inhibitoren bei Patienten mit diabetischem Fußsyndrom ausgegeben, nachdem bei Canagliflozin eine signifikant erhöhte Rate von Amputationen bei Diabetikern unter SGLT-2 Therapie im Vergleich zu Placebo beobachtet worden ist [8].

Augenmerk insbesondere in der Anfangsphase der Therapie ist auf das mögliche Auftreten atypischer Ketoazidosen zu richten. Symptome der diabetischen Ketoazidose sind schneller Gewichtsverlust, Übelkeit oder Erbrechen, abdominelle Schmerzen, schnelle und tiefe Atmung, Verwirrtheit sowie ein süßer Geruch der Atemluft. Hierbei handelt es sich um eine sehr seltene aber schwere und unter SGLT-2-Inhibitor-Therapie signifikant häufiger auftretende Komplikation [9]. Ein erhöhtes Risiko scheint vor allem bei Typ-2-Diabetikern mit fortgeschrittener Beta-Zelldegeneration und stark eingeschränkter endogener Insulinproduktion vorzuliegen.

Ebenfalls von klinischer Bedeutung ist die Wirkung von SGLT-2 Inhibitoren auf die Nierenfunktion. Häufig kommt es zu Beginn der Therapie zu einem signifikanten Anstieg der Serum Kreatinin Konzentration, in seltenen Fällen mit dem Risiko der Entstehung eines akuten Nierenversagens. Eine kontinuierliche Anwendung jedoch ist mit einer Stabilisierung der Nierenfunktion und einer Verzögerung des Fortschreitens der diabetischen Nephropathie assoziiert (Kap. 2) [10].

7.5 DPP-4 Inhibitoren

Die Dipeptidylpeptidase 4 (DPP-4) ist ein Enzym, welches u. a. für die Inaktivierung von Glucagon Like Peptid-1 (GLP-1) verantwortlich ist. GLP-1 gehört zur Gruppe der Inkretine und ist bei Patienten mit T2DM erniedrigt und wird somit wieder in einen normalen bzw. hochnormalen Bereich gehoben. Die Effekte von GLP-1 sind im entsprechenden Abschnitt beschrieben. Jedoch sind im Vergleich zur direkten Gabe von GLP-1 diese Effekte bei DPP-4 Inhibitoren schwächer ausgeprägt. Die Blutzuckersenkung fällt moderater aus und es kommt zu keiner relevanten Gewichtsabnahme. In Deutschland sind Sitagliptin und Saxagliptin zugelassen und als Einzel- sowie Kombinationspräparate mit Metformin erhältlich.

DPP-4 Inhibitoren sind sowohl für die Monotherapie als auch zur Kombinationstherapie mit allen OAD und Insulinen zugelassen. Eine Kombination mit GLP-1 Analoga ist nicht sinnvoll. DPP-Inhibitoren sind gut verträglich und somit breit einsetzbar. In den großen Endpunktstudien (SAVOR TIMI, TECOS, EXAMINE) [11,12,13] zeigte sich allerdings kein kardiovaskulärer Vorteil bei Personen mit T2DM und kardiovaskulärer Vorerkrankung, sondern nur eine Nichtunterlegenheit gegenüber Placebo. Die Stärken dieser Substanzklasse liegen in der guten Verträglichkeit, Gewichtsneutralität und dem Fehlen einer Hypoglykämiegefahr. DPP-4 Inhibitoren bieten sich somit als einfache Zusatztherapie bei einem nicht optimal eingestellten T2DM an.

Vermehrte Infekte der oberen Atemwege sind beschrieben (DPP-4 / CD 26 kommt ebenso auf T-Lymphozyten vor), werden jedoch im klinischen Alltag aufgrund der allgemeinen Häufigkeit nur selten berichtet. Vorsicht ist geboten bei Personen mit Pankreatitis in der Vorgeschichte, da es neben vermehrt gemeldeten Pankreatitiden bei der FDA auch in den Endpunktstudien zu einem leicht erhöhten Risiko für die Entwicklung einer Pankreatitis kam. Die vermehrt gemeldeten Fälle von Pankreaskarzinomen konnte jedoch nicht bestätigt werden.

Bei Patienten mit chronischer Herzinsuffizienz sollte auf die Therapie mit Saxagliptin verzichtet werden, da sich in der SAVOR-TIMI Studie ein ca. 30 % erhöhtes Risiko für eine Hospitalisierung aufgrund einer kardialen Dekompensation zeigte. Inwieweit dies ein Klasseneffekt ist, erscheint fraglich, da dies in weiteren Endpunktstudien z. B. zu Sitagliptin nicht beobachtet wurde.

Unterschiede bestehen zudem in der Zulassung bei chronischer Niereninsuffizienz. Sitagliptin kann in reduzierter Dosis auch noch bei terminaler Niereninsuffizienz gegeben werden. Saxagliptin ist bei terminaler Niereninsuffizienz nicht zugelassen (Kap. 2).

7.6 GLP-1

Glucagon Like Peptid-1 (GLP-1) ist ein Inkretinhormon, welches aus den L-Zellen des Duodenums sezerniert wird, das die glucoseabhängige Insulinsekretion von pankreatischen Betazellen steigert. GLP-1 stimuliert glucoseabhängig die Insulinsekretion, während es gleichzeitig glucoseabhängig eine inadäquat hohe Sekretion von Glucagon senkt. Weiterhin kommt es zu einer leicht verlangsamten Entleerung des Magens. Zudem reduziert GLP-1 das Körpergewicht durch ein reduziertes Hungergefühl und geringere Energieaufnahme. GLP-1 ist ein physiologischer Regulator des Appetits und der Nahrungsaufnahme, doch der genaue Wirkmechanismus ist noch nicht vollständig bekannt. Die in Deutschland verfügbaren Produkte unterscheiden sich aufgrund ihrer Struktur und Speicherform v. a. in ihrer Halbwertzeit. Exenatide, Liraglutide, Dulaglutide und Albiglutide sind bisher nur als subcutane Injektionstherapien verfügbar und führen zu supraphysiologischen GLP-1 Spiegeln.

GLP-1 Analoga sind sowohl für die Monotherapie als auch zur Kombinationstherapie mit allen OAD und Insulinen zugelassen. Eine Kombination mit DPP-4 Inhibitoren ist nicht sinnvoll. Eine Endpunktstudie für Patienten mit T2DM und kardiovaskulärer Vorerkrankung liegt bisher nur für Liraglutid vor [14]. Es zeigte sich eine Risikoreduktion von 13 % für den primären kombinierten Endpunkt aus kardiovaskulärem Tod, Herzinfarkt und Schlaganfall. In der Subgruppenanalyse schienen v. a. Patienten mit einer eGFR < 60 ml/min zu profitieren. Für die weiteren in Deutschland verfügbaren GLP-1 Produkte liegen noch keine Endpunktstudien vor. Das für kurze Zeit in Deutschland erhältliche Lixisenatide zeigte keinen kardiovaskulären Vorteil [15]. Dies ist am ehesten durch die unterschiedlich stark ausgeprägte Wirkung und Halbwertzeit zu erklären. Lixisenatide (aktuell in Deutschland nicht verfügbar) muss 2-mal tgl. appliziert werden. Effekte auf Surrogatparameter wie Blutzucker, Gewicht, Blutdruck waren insgesamt deutlich schwächer ausgeprägt. Gestützt wird diese These auch durch erste Endpunktdaten zu Semaglutide, einem durch Hinzufügen von 2 Aminosäuren und einer Fettsäure modifizierten Liraglutide, welches dadurch statt einmal tgl. nun einmal wöchentlich appliziert werden kann [16]. Es zeigte sich eine ca. 26 % Risikoreduktion im primären kombinierten Endpunkt. Dies ging einher mit einer z. B. noch stärkeren BZ-Senkung und Gewichtsreduktion.

Erfreulicherweise zeigten sich nach initial vermehrten Fällen von Pankreaskarzinomen und Pankreatidien bei der FDA diese nun nicht in den verfügbaren Endpunktstudien, auch wenn in LEADER (Liraglutide Effect and Action in Diabetes: Evaluation of Cardiovascular Outcome Results) das Auftreten des Pankreaskarzinoms in der Verumgruppe tendenziell erhöht war. Schaut man sich an, welche Patienten eine Pankreatitis unter GLP-1 bekamen, scheinen dies Personen zu sein, die per se ein erhöhtes Risiko für eine Pankreatitis besitzen (Hypertriglyzeridämie, Alkohol-Abusus, ...). Interessanterweise zeigten sich in LEADER und SUSTAIN-6 eine Tendenz bzw. eine signifikante Verschlechterung einer diabetischen Retinopathie. Dies ist insbesondere überraschend, da es im Gegensatz dazu eher zu einer Verbesserung der diabetischen Nephropathie kam [17]. Eine mutmaßliche Erklärung wird aktuell in der sehr schnellen und starken Verbesserung des Glucosestoffwechsel gesehen.

Abhängig von der Stärke der GLP-1 Wirkung treten auch die typischen gastrointestinalen Nebenwirkungen auf. In der Applikation unterscheiden sich die verfügbaren Produkte neben dem Injektionsgerät v. a. in der Halbwertzeit. Während Liraglutide und Exenatide einmal bzw. zweimal täglich appliziert werden müssen, sind Dulaglutide und Albiglutide nur 1 mal pro Woche zu applizieren. Weitere Unterschiede bestehen in der Zulassung mit weiteren OAD bzw. Insulinen.

7.7 Sulfonylharnstoffe

Sulfonylharnstoffe (SU) führen zu einer vermehrten Insulinsekretion durch Schließen der ATP-abhängigen Kaliumkanäle in der Betazellmembran. Das Schließen der Kaliumkanäle führt zu einer Depolarisation der Betazelle und somit durch Öffnen der Kalziumkanäle zu einem vermehrten Einstrom von Kalzium in die Zelle. Dies führt dann zu einer Insulinfreisetzung. Zudem werden weitere extrapankreatische Wirkungen beschrieben, wie z. B. eine Verbesserung der Insulinempfindlichkeit des peripheren Gewebes und eine Verringerung der hepatischen Insulinaufnahme.

Lange Zeit waren SU die einzige oral verfügbare Alternative bzw. additive Therapie zu Metformin. Größter Vorteil der Medikation bestand in der langjährigen Erfahrung mit dieser Substanzklasse. Die Diskussion über die kardiovaskuläre Sicherheit und die typischen unerwünschten Wirkungen wie Hypoglykämien und Gewichtszunahme waren jedoch immer Bestandteil der Therapie mit SU.

Aufgrund der heutzutage verfügbaren Therapiealternativen spielen SU nur noch eine untergeordnete Rolle und sollten nur noch in begründeten Einzelfällen eingesetzt werden. Von den verfügbaren SU scheint Gliclazid das Präparat mit dem potentiell niedrigsten CV-Risiko zu sein [18]. Bei Niereninsuffizienz ist, auch durch die verminderte Eliminierung von Metaboliten, mit schweren und auch prolongierten Hypoglykämien zu rechnen. Daher sind die entsprechenden unterschiedlichen Zulassungen bei NI unbedingt einzuhalten. Gliquidon ist theoretisch bis zu einer eGFR von 30 ml/min einsetzbar.

7.8 Acarbose, Glitazone, Glinide

7.8.1 Acarbose

Die Wirkung von Acarbose beruht auf der Hemmung der α-Glucosidasen, die am Abbau von Di-, Oligo- und Polysacchariden beteiligt sind. Dies führt dosisabhängig zu einer Verzögerung der Verdauung der erwähnten Kohlenhydrate. Dadurch wird insbesondere die aus Kohlenhydraten stammende Glukose langsamer freigesetzt und ins Blut aufgenommen. Auf diese Weise vermindert Acarbose den Blutzuckerspiegel nach den Mahlzeiten. Der maximale Effekt wird bei Einnahme mit dem ersten Bissen der Hauptmahlzeit erreicht; die Therapie führt nicht zu einer Steigerung des Körpergewichts.

In einer Metaanalyse von 7 doppelblinden placebo-kontrollierten Studien mit 2.180 Typ-2-Diabetikern und einer Studiendauer von mindestens 52 Wochen nahm unter Acarbose das Risiko kardiovaskulärer Ereignisse, insbesondere des Myokardinfarktes, signifikant ab [18]. In einer weiteren Analyse zeigte sich aber kein Vorteil bzgl. Mortalität und Morbidität [19].

Aufgrund der nicht vorhandenen Endpunktstudien, dem moderaten Effekt auf den Gluckosestoffwechsel sowie den starken GI-Nebenwirkungen (Flatulenz, Meteorismus, abdominelles Völlegefühl) und der unpraktischen Handhabung sowie den vielfältigen Alternativtherapien wird Acarbose heutzutage nur noch vereinzelt eingesetzt.

7.8.2 Glitazone

Glitazone scheinen über eine Aktivierung spezifischer Kernrezeptoren Peroxisome Proliferator activated Receptor-γ (PPAR-γ) zu wirken, was zu einer erhöhten Insulinsensitivität von Leber-, Fett- und Skelettmuskelzellen führt. Die Nüchtern- und postprandiale Blutzuckerkontrolle von Patienten mit Diabetes mellitus Typ-2 wird verbessert. Diese verbesserte Blutzuckerkontrolle geht mit einer Senkung sowohl der Nüchtern- als auch der postprandialen Plasma-Insulinkonzentrationen einher.

Für Pioglitazone wurde in der PROactive-Studie das Ziel hinsichtlich ihres primären Endpunktes verfehlt, welcher eine Kombination aus der Gesamtmortalität, nicht-tödlichem Myokardinfarkt, Schlaganfall, akutem Koronarsyndrom, Beinamputation oberhalb des Knöchels, koronarer Revaskularisation und Revaskularisation der Beinarterien darstellte [20]. Die Häufigkeiten von Ödemen, Gewichtszunahme und Herzinsuffizienz waren zudem erhöht.

Eine Verordnung von Glitazonen ist heutzutage nur noch in begründeten Einzelfällen möglich.

7.8.3 Glinide

Glinide besitzen das gleiche Wirkprinzip wie SU (siehe dort) mit dem Unterschied, dass ihre Wirkungsdauer deutlich kürzer ist. Somit müssen sie zu jeder Mahlzeit eingenommen werden. Prinzipiell sollte dadurch das Hypoglykämierisiko geringer bzw. die Gewichtszunahme geringer sein. Dies zeigte sich jedoch nicht. In Deutschland dürfen mit Wirkung ab 1. Juli 2016 Glinide zulasten der gesetzlichen Krankenversicherung nur noch in medizinisch begründeten Einzelfällen bei Patienten mit Einschränkung der Nierenfunktion verordnet werden.

7.9 Insuline

Eine Therapie mit Insulin ist die älteste und auch effektivste Maßnahme zur Senkung der Blutzuckerspiegel. Während sie beim Diabetes mellitus Typ-1 die primäre Therapieoption darstellt, kommt sie beim Typ-2-Diabetiker in der Regel zum Einsatz, wenn eine adäquate Blutzuckerkontrolle durch Lebensstiländerung und orale Antidiabetika alleine nicht mehr erreicht werden kann.

Es stehen unterschiedliche Insuline (Humaninsuline und Insulin-Analoga) zur Verfügung, die sich in ihrer Pharmakokinetik unterscheiden:

1. kurzwirksame Insulin-Analoga: Insulin aspart, Insulin lispro, Insulin glulisin,
2. Normalinsulin bzw. Humaninsulin,
3. Verzögerungsinsulin: NPH-Insulin und
4. langwirksame Insulinanaloga: Insulin glargin, Insulin detemir.

Es gibt keine Daten für eine grundsätzliche Überlegenheit eines Insulins gegenüber den anderen. Die Wahl der Insulintherapie richtet sich nach der zugrundeliegenden Diabetes-Genese, dem Ausmaß der Blutzuckerentgleisung sowie der individuellen Kapazität des Patienten, eine entsprechende Therapie adäquat umzusetzen.

Insuline können bei Typ-2-Diabetikern grundsätzlich alleine oder in Kombination mit anderen Antidiabetika eingesetzt werden.

Es stehen 4 unterschiedliche Therapieschemata zur Wahl:

1. ICT: Intensivierte konventionelle Insulintherapie mit präprandialer Messung und Injektion eines kurzwirksamen oder Normalinsulins sowie zusätzlicher Anwendung eines Basalinsulins (Verzögerungsinsulin oder langwirksame Insulin-Analoga)

Anmerkung

Eine ICT ist das Standardtherapieschema für Patienten mit einem Diabetes mellitus Typ-1. Hier erfolgt in der Regel nach entsprechender Schulung eine vom Patienten vorgenommene Abschätzung der Kohlenhydratmenge, die pro Mahlzeit aufgenommen wird. Über einen entsprechend festgelegten Faktor (häufig als Broteinheiten – BE-Faktor oder Kohlenhydrateinheiten – KE-Faktor bezeichnet) wird die anzuwendende Insulinmenge ermittelt und zusätzlich entsprechend des präprandial gemessenen Blutzuckers adaptiert. Zusätzlich erfolgt eine basale Insulinabdeckung über 1- bis 2-mal tägliche Anwendung eines intermediär oder langwirksamen Insulins.

Die ICT kommt auch in der Behandlung des Typ-2-Diabetes zum Einsatz (allein oder in Kombination mit oralen Antidiabetika). Im Unterschied zur Anwendung bei Typ-1 kann bei diesem Patienten bei im Vordergrund stehender Insulin-Resistenz auf eine genaue BE-Faktor gestützte Anwendung häufig verzichtet werden, so dass die prandiale Insulin Anwendung in gröberen Schritten lediglich in Abhängigkeit des gemessenen Blutzuckers erfolgt. Darüber hinaus ist es bei Typ-2-Diabetikern mit noch erhaltener Insulinrestsekretion häufig möglich, eine basale Insulinanwendung auf die Nacht zu beschränken (Unterdrückung der disinhibierten hepatischen Gluconeogenese), um die Gesamtdosis des grundsätzlich anabol wirksamen Insulins so gering wie möglich zu halten. Für beide Diabetesformen gilt, dass die Insulinwirkung in der Regel einem zirkadianen Verlauf folgt, so dass sich im Idealfall eine relative Verteilung des präprandial verabreichten Insulins von morgens 3, mittags 1, abends 2 ergibt.

In der Behandlung von Typ-2-Diabetikern kommen zusätzlich folgende Therapieschemata zur Anwendung:

2. BOT: Basalunterstütze orale Therapie mit Anwendung eines Basalinsulins zur Nacht und Fortsetzung der oralen Therapie oder GLP-1 Anwendung
3. CT: Konventionelle Insulintherapie mit in der Regel einer 2-maligen Injektion eines Mischinsulins (mit oder ohne orale Antidiabetika)

Anmerkung

Eine CT ist prinzipiell auch bei T1DM möglich, sollte jedoch aufgrund einer deutlichen Unterlegenheit bei klinischen Endpunkten gegenüber der ICT nur in Ausnahmen angewandt werden (DCCT).

4. SIT: Supplementäre Insulintherapie mit präprandialer Insulinanwendung ohne Basalinsulin (mit oder ohne orale Antidiabetika)

Bei Typ-1-Diabetikern besteht zusätzlich die Möglichkeit zur Anwendung kurzwirksamer Insulin Analoga oder Normalinsulin über kontinuierliche subkutane Pumpensysteme.

Jede Insulinanwendung ist mit einem Hypoglykämie-Risiko verbunden. Die Entscheidung bezüglich der Auswahl des jeweiligen Therapieschemas muss individuell im Hinblick auf zu erreichende Therapieadhärenz, Hypoglykämie-Risiko, Ausmaß der Insulinresistenz und Restsekretion sowie Anwendbarkeit anderer Antidiabetika (Verträglich, Kontraindikationen) getroffen werden.

7.10 Besonderheiten der Diabetes-Therapie in der Urologie

Die klassischen Medikationen in der Urologie/Neuro-Urologie, wie Anticholinergika, Antibiotika, PDE-5-Hemmer, uroselektive alpha-Blocker etc. führen bei gleichzeitiger Anwendung mit modernen oralen Antidiabetika in der Regel zu keinen klinischen relevanten Nebenwirkungen, dies gilt insbesondere für die Gliptine, GLP-1 Analoga, Gliflozine und Insuline. Auch eine Abfrage über „AiDKlinik", in der Informationen zu rund 23.000 Interaktionspaaren gesammelt sind, zeigte keine wesentlichen Interaktionen bis auf die Interaktion von Trimethoprim und Metformin. Trimethoprim erhöht die AUC von Metformin um 37 % und Cmax um 38 %, was bei Gabe hoher Metformindosen an Patienten mit grenzwertiger Nierenfunktion eine Rolle spielen könnte. Dementsprechend ist eine Kontrolle der Nierenfunktion und evtl. Dosisanpassung von Metformin nötig. Eine Anpassung der einzelnen oralen Diabetika bei eingeschränkter GFR ist im Kapitel „Diabetogene Nephropathie" zu finden. Beim gleichzeitigen Einsatz von urologisch-onkologischen Medikationen und oralen Antidiabetika stehen individuelle Lösungen im Vordergrund bzw. sollte b.B. Rücksprache mit einem Diabetologen gehalten werden.

Menschen mit Typ-2-Diabetes

| Hyperglykämie | Fettstoffwech-selstörung | arterielle Hypertonie | Rauchen | Adipositas |

Maßnahmen auf Grundlage der vereinbarten individuellen Therapieziele

erste Stufe: Basistherapie (gilt zusätzlich auch für alle weiteren Therapiestufen):
Schulung, Ernährungstherapie, Steigerung der körperlichen Aktivität, Raucher-Entwöhnung

HbA1c-Zielkorridor: 6,5 % bis 7,5 %

individuelles HbA1c-Ziel nach 3 bis 6 Monaten nicht erreicht

zweite Stufe: Basistherapie plus Pharmaka-Monotherapie

Monotherapie nach DEGAM/AKdÄ:
bei Metformin-Unverträglichkeit:

mit Nutzennachweis in klin. Endpunktstudien
· Humaninsulin: konventionelle Insulin-Ther. (CT)
  oder Präprandial kurzwirksames Insulin (SIT)
· Glibenclamid (Sulfonylharnstoff)

ohne Nutzennachweis in klin. Endpunktstudien
(in alphabetischer Reihenfolge)
· DPP-4-Inhibitor
· Glukosidasehemmer
· weitere Sulfonylharnstoffe/Glinid

DEGAM/AkdÄ
DDG/DGIM

1. Wahl
Metformin

Monotherapie nach DDG/DGIM
bei Metformin-Unverträglichkeit/
- Kontraindikationen:

· DPP-4-Inhibitor
· Insulin (häufig Verzögerungsinsulin)
· SGLT-2-Inhibitor
· Sulfonylharnstoff/Glinid
· Glukosidasehemmer
· Pioglitazon

individuelles HbA1c-Ziel nach 3 bis 6 Monaten nicht erreicht

dritte Stufe: Insulin allein oder Pharmaka-Zweifachkombination

Insulin allein in oder Zweifachkombination bach DEGAM/AkdÄ:

3A: Insulin (CT, SIT) - bei Adipösen plus Metformin- oder
Vorteil: method. zuverlässig Endpunktstudien – Nachteil: Hypoglykämie,
Gewichtszunahme

3B: Metformin plus Glibenclamid oder
Vorteil: orale Gabe – Nachteil: höhere CVD-Mortalität in method. nicht
sehr guten Studien, Hypoglykämie, Gewichtszunahme

3C: Meformin plus DPP-4-Inhibitor
Vorteil: orale Gabe, kaum Hypo., gewichtsneutral – Nachteil: keine
Daten z. Klin. Endpunkten

Wegen den unterschiedlichen Vor- und Nachteile muss für jeden Patienten
entscheiden werden, welches der 3 Schemata individuell angemessen ist.

Zweifachkombination nach DDG/DGIM:
(Substanzen in alphabetischer Reihenfolge):

· DPP-4-Inhibitor
· GLP-1-Rezeptoragonist
· Glukosidasehemmer
· Insulin (häufig Verzögerungsinsulin)
· SGLT-2-Inhibitor
· Sulfonylharnstoff/Glinid
· Pioglitazon

individuelles HbA1c-Ziel nach 3 bis 6 Monaten nicht erreicht

vierte Stufe: Intensivierte(re) Insulin- und Kombinationtherapieformen

Intens. Insulin- und Komb.-Theraie
nach DEGAM/AkdÄ:
· Insulin
  - präprandial kurzwirkend (SIT) oder
  - konventionel (CT) oder
  - intensiviert (ICT)
· bei Adipösen plus Metformin

Intens. Insulin- und Komb.-Theraie nach DDG/DGIM:
Zusätzlich zu oralen Antidiabetika
(insbesondere Metformin. evtl. DPP-4-Inhibitor, SGLT-2-Inhibitor)
· Verzögerungsinsulin oder
· Verzögerungsinsulin & GLP-1-Rezeptoragonist (Zulassungsstatus beachten!) oder
· Präprandial kurzwirkendes Insulin (SIT) oder
· Konventionelle Insulintherapie (CT) oder
· Intensivierte Insulintherapie (ICT, CSII)

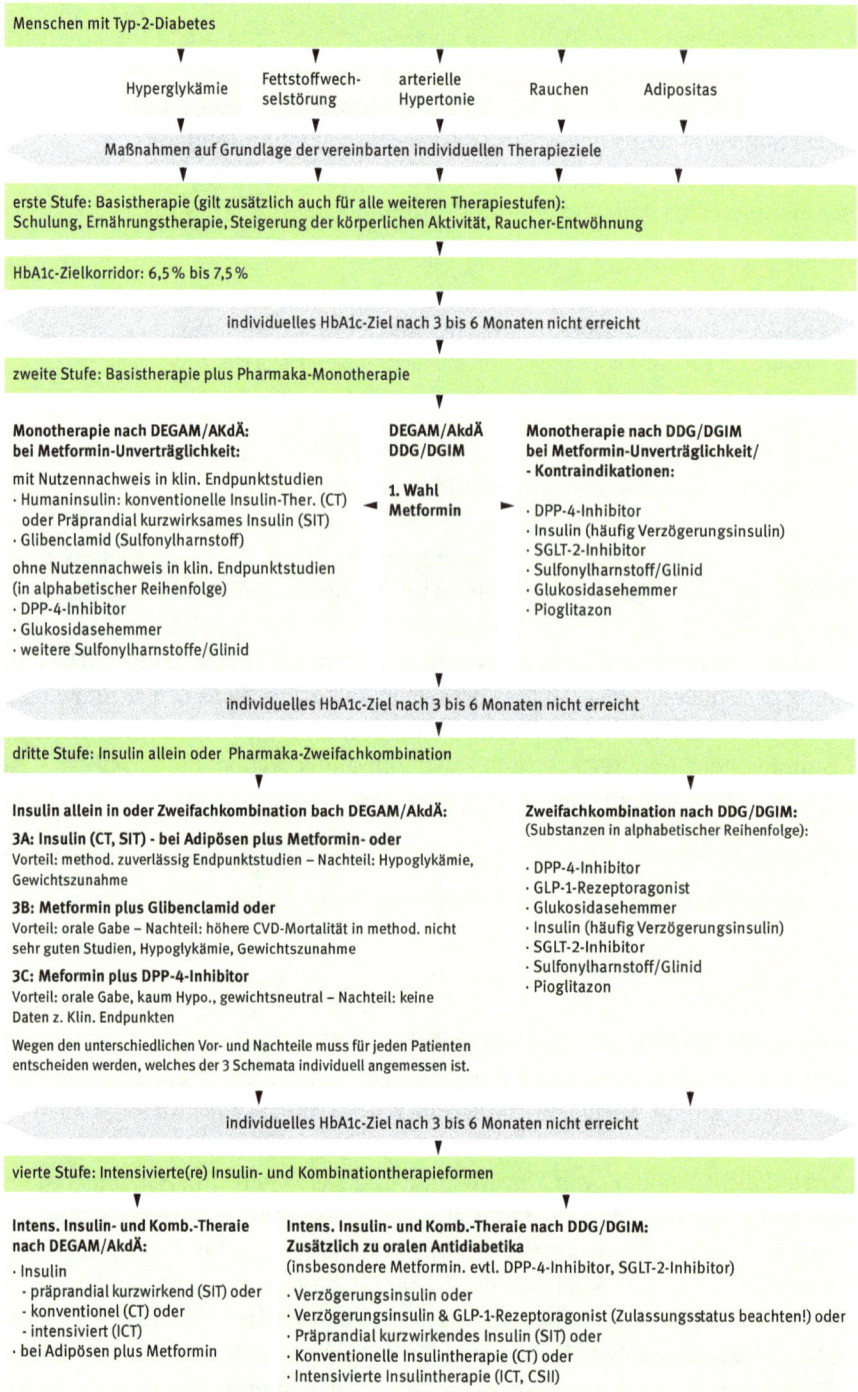

Abb. 7.1: Nationale Versorgungsleitlinie Diabetes mellitus Typ 2 modifiziert nach Fassung 2014 der deutschen Diabetes Gesellschaft. https://www.deutsche-diabetes-gesellschaft.de/leitlinien/evidenzbasierte-leitlinien.html. DDG: Deutsche Diabetes Gesellschaft; DEGAM: Deutsche Gesellschaft für Allgemeinmedizin und Familienmedizin; AkdÄ: Arzneimittelkommission der deutschen Ärzteschaft; DGIM: Deutsche Gesellschaft für Innere Medizin

Gehirn	
Inkretine ▸ Mindern Appetit	
Nahrung	
Menge, Art ▸ Führt Glukose zu	
Magen	
Inkretine ▸ Verzögern Magenentleerung	
Leber	
Metformin, Glitazone ▸ Vermindern Gluconeogenese ▸ Vermindern Insulinresistenz	
Muskel	
Bewegung ▸ Verbraucht Glukose	
Pankreas	
Betazellen Sulfonylharnstoffe, Glinide, Inkretine, DPP4-Hemmer ▸ Steigern der Insulinsekretion Aphazellen Inkretine, DPP4-Hemmer ▸ Hemmen Glukagonausschüttung	
Niere	
SGLT-2-Hemmer ▸ Erhöhen renale Glukoseausscheidung	
Darm	
Acarbose ▸ Verhindert Absorption von Kohlenhydraten	
Bauchfettgewebe	
Inkretine ▸ Senken das Gewicht	

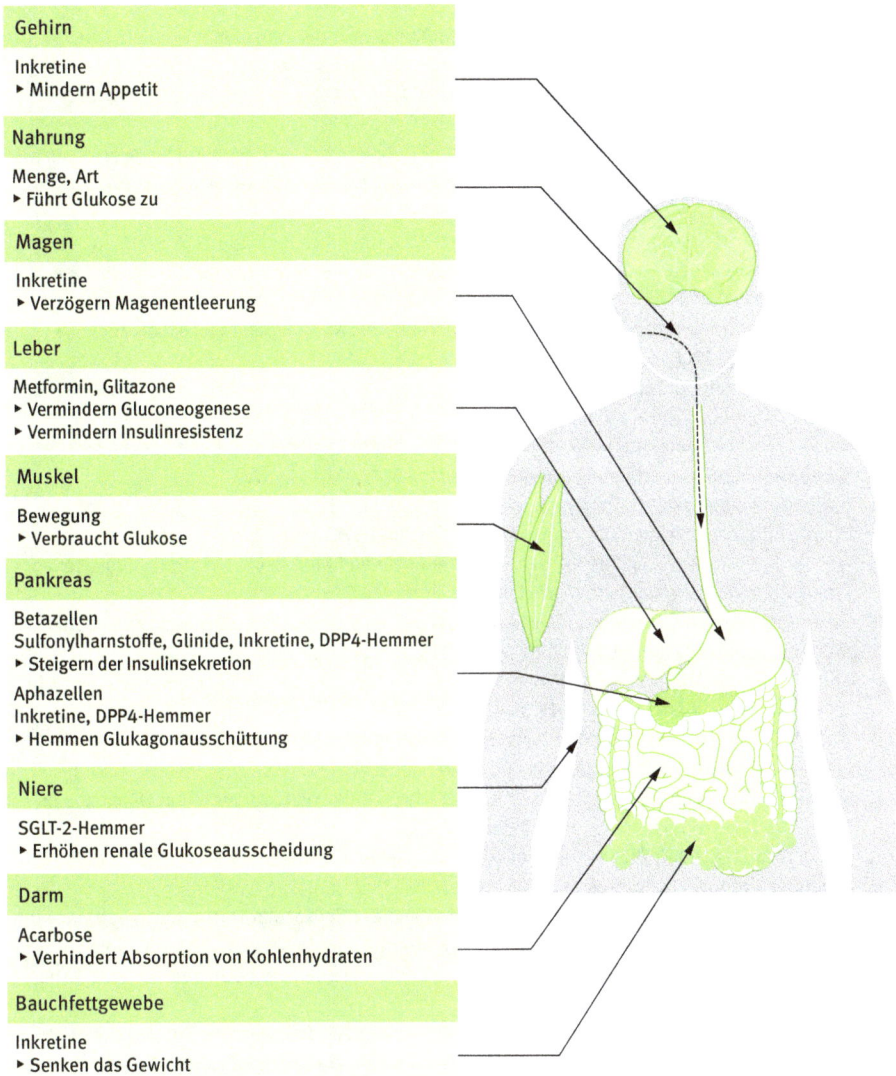

Abb. 7.2: Physiologische Regulatoren der Blutzucker Homöostase und deren pharmakologische Manipulation

Literatur

[1]   Wing RR, Bolin P, Brancati FL, et al. Cardiovascular effects of intensive lifestyle intervention in type 2 diabetes. N Engl J Med. 2013 Jul 11,369(2),145–54.

[2]   Bundesärztekammer (BÄK), K. B. K., Arbeitsgemeinschaft der Wissenschaftlichen Medizinischen Fachgesellschaften (AWMF). Nationale VersorgungsLeitlinie Therapie des Typ-2-Diabetes – Langfassung. doi:10.6101/AZQ/000213 (2013).

[3]   Ekström N, Schiöler L, Svensson AM, et al. Effectiveness and safety of metformin in 51.675 patients with type 2 diabetes and different levels of renal function: a cohort study from the Swedish National Diabetes Register. BMJ Open 2(4), doi:10.1136/bmjopen-2012–001076 (2012).

[4]   Salpeter SR, Greyber E, Pasternak GA, Salpeter EE. Risk of fatal and nonfatal lactic acidosis with metformin use in type 2 diabetes mellitus: Systematic review and meta-analysis. Archives of Internal Medicine 2003,163,2594–602.

[5]   Effect of intensive blood-glucose control with metformin on complications in overweight patients with type 2 diabetes (UKPDS 34). UK Prospective Diabetes Study (UKPDS) Group. Lancet. 1998,352(9131),854–65.

[6]   Ferrannini E. The Target of Metformin in Type 2 Diabetes. New England Journal of Medicine 2014,371,1547–1548.

[7]   Zinman B, Wanner C, Lachin JM, et al. Empagliflozin, Cardiovascular Outcomes, and Mortality in Type 2 Diabetes. New England Journal of Medicine 2015,373,2117–28.

[8]   Neal B, Perkovic V, Mahaffey KW, et al. Canagliflozin and Cardiovascular and Renal Events in Type 2 Diabetes. New England Journal of Medicine 2017,377,644–57.

[9]   Fralick M, Schneeweiss S, Patorno E. Risk of Diabetic Ketoacidosis after Initiation of an SGLT2 Inhibitor. New England Journal of Medicine 2017,376,2300–2.

[10] Wanner C, Inzucchi SE, Lachin JM, et al. Empagliflozin and Progression of Kidney Disease in Type 2 Diabetes. New England Journal of Medicine 2016,375,323–34.

[11] Scirica BM, Bhatt DL, Braunwald E, et al. Saxagliptin and cardiovascular outcomes in patients with type 2 diabetes mellitus. N Engl J Med. 2013,369(14),1317–26.

[12] Green JB, Bethel MA, Armstrong PW, et al. Effect of Sitagliptin on Cardiovascular Outcomes in Type 2 Diabetes. N Engl J Med. 2015,373(3),232–42.

[13] White WB, Cannon CP, Heller SR, Nissen SE, et al. Alogliptin after acute coronary syndrome in patients with type 2 diabetes. N Engl J Med. 2013,369(14),1327–35.

[14] Marso SP, Daniels GH, Brown-Frandsen K, et al. Liraglutide and Cardiovascular Outcomes in Type 2 Diabetes. N Engl J Med. 2016,375(4),311–22.

[15] Pfeffer MA, Claggett B, Diaz R, Dickstein K, et al. Lixisenatide in Patients with Type 2 Diabetes and Acute Coronary Syndrome. N Engl J Med. 2015,373(23),2247–57.

[16] Marso SP, Bain SC, Consoli A, et al. Semaglutide and Cardiovascular Outcomes in Patients with Type 2 Diabetes. N Engl J Med. 2016,375(19),1834–44.

[17] Mann JFE, Ørsted DD, Brown-Frandsen K, et al. Liraglutide and Renal Outcomes in Type 2 Diabetes. N Engl J Med. 2017,377(9),839–48.

[18] Simpson SH, Lee J, Choi S, Vandermeer B, Abdelmoneim AS, Featherstone TR. Mortality risk among sulfonylureas: a systematic review and network meta-analysis. Lancet Diabetes Endocrinol. 2015,3(1),43–51.

[19] Hanefeld M, Cagatay M, Petrowitsch T, Neuser D, Petzinna D, Rupp M. Acarbose reduces the risk for myocardial infarction in type 2 diabetic patients: meta-analysis of seven long-term studies. Eur Heart J. 2004,25(1),10–6.

[20] van de Laar FA, Lucassen PL, Akkermans RP, van de Lisdonk EH, Rutten GE, van Weel C. Alpha-glucosidase inhibitors for patients with type 2 diabetes: results from a Cochrane systematic review and meta-analysis. Diabetes Care. 2005,28(1),154–63.

[21] Dormandy JA1, Charbonnel B, Eckland DJ, et al. Secondary prevention of macrovascular events in patients with type 2 diabetes in the PROactive Study (PROspective pioglitAzone Clinical Trial In macroVascular Events): a randomised controlled trial. Lancet 2005,366(9493),1279–89.

8 Zusammenfassung

Arndt van Ophoven, Johannes Kutzenberger

Nahezu alle Organbereiche des Urogenitaltrakts können in ihrer Struktur und Funktion infolge des Diabetes mellitus (DM), insbesondere des Typ-2, beeinträchtigt werden. Deshalb wurden in diesem Buch die pathogenetische Basis der Organschädigungen, die Bedeutung der diabetischen Nephropathie, die verschiedenen Arten der diabetogenen Blasenfunktionsstörungen, die Beeinträchtigungen der Sexualfunktionen bei Mann und Frau sowie die Therapieoptionen dargestellt. Weitere Schwerpunkte dieses Kompendiums bilden die Besonderheiten bei urochirurgischen Eingriffe bei deren besondere Vulnerabilität für Harnwegsinfektionen und nicht zuletzt die Herausforderungen bei der sachgerechten Indikationsstellung für die antidiabetische Therapie. Kernaussagen aus den einzelnen Kapiteln sollen hier zusammenfassend zitiert werden:

8.1 Mikro- und Makroangiopathie

Die klinisch bedeutsamsten diabetischen Spätfolgen sind auf pathologische Gefäßveränderungen (Mikro- und Makroangiopathie) zurückzuführen. Dies gilt auch für die Entstehung der Polyneuropathie, deren neuronaler Beginn außerhalb der Bluthirnschranke stattfindet.

In Studien konnte der kausale Zusammenhang von Hyperglykämie und Mikroangiopathie bei DM 1 belegt werden und es zeigte sich eine signifikante Reduktion des Risikos zur Entwicklung einer Mikroangiopathie als Folge einer intensivierten Insulintherapie. Nicht ganz so eindeutig, aber dennoch signifikant, konnte in Metaanalysen gezeigt werden, dass sich bei Typ-2-Diabetikern durch eine verbesserte Einstellung des Glukosestoffwechsels das Risiko zu mikrovaskulären Folgeerkrankungen reduzierte. Nicht so eindeutig waren die Erkenntnisse in Bezug auf makrovaskuläre Schädigungen. Die unterschiedlichen Risikoprofile bei DM 1 und 2 und die heute bekannten pathophysiologischen Zusammenhänge sind erkannt, wenngleich nicht alle Zusammenhänge verstanden sind. Das individuelle Therapieziel orientiert sich an dem dazu festgelegten HbA_{1c}-Wert. Regelmäßige Screenings helfen die diabetogenen Risiken (diabetische Retinopathie und Nephropathie sowie KHK, pAVK, cAVK) rechtzeitig zu erkennen, die zwar nicht zwangsläufig jedoch regelhaft drohen.

https://doi.org/10.1515/9783110538854-008

8.2 Diabetische Nephropathie

Lebenswichtige exkretorische und endokrine Funktionen der Nieren werden durch metabolische und vaskuläre Fehlsteuerungen infolge eines DM bedroht. Hierbei ist das Risiko für Typ-1- und -2-Diabetiker annähernd identisch. Weltweit ist die diabetische Nephropathie die häufigste Ursache für ein terminales Nierenversagen. Jährlich werden in Deutschland etwa 2.000 Menschen auf Grund der diabetischen Nephropathie dialysepflichtig (Hämodialyse, Peritonealdialyse) mit den sich daraus ergebenden Besonderheiten. Eine strikte Differenzierung zwischen einer metabolisch bedingten Nierenfunktionsstörung und einer hypertensiven renalen Folgeschädigung ist oft nicht möglich. Die diabetische Nephropathie unterliegt einer multifaktoriellen Genese. Studien belegen, dass Nierenfunktionsstörungen frühzeitig erkannt werden sollten, um rechtzeitig therapeutisch gegenzusteuern. Leitlinien empfehlen ein jährliches Screening der Nierenfunktion mit Bestimmung der eGFR und der Albuminausscheidung bei DM 2 und bei DM 1 ab dem 5. Jahr nach Diagnosestellung. Für die Nierenfunktionsprüfung ist die alleinige Bestimmung des Serumkreatinins ungeeignet. Eine erhöhte Albuminausscheidung ist meist ein erster klinischer Indikator für eine diabetische Nephropathie. Metaanalysen belegen das erhöhte Mortalitätsrisiko insbesondere bei DM 2. Sowohl genetische, metabolische als auch hämodynamische Faktoren bestimmen die Entwicklung der diabetischen Nephropathie (z. B. oxidativer Stress und Aktivierung des Renin-Angiotensin-Aldosteron-Systems infolge der intrarenalen Arterio-Arteriolosklerose). Die glomeruläre Filtration und die tubuläre Reabsorption werden irreversibel geschädigt.

Biomarker für eine frühzeitige Erkennung der Nierenfunktionseinschränkung sind noch Gegenstand der Forschung.

Die rasche und individuelle Therapie mit dem Ziel einer verbesserten Stoffwechsellage und Einstellung des HbA_{1c}-Wertes auf 6,5–7 % bei DM 1 und 2 ohne manifeste Komplikationen führt zur Vermeidung von mikroangiopathischen Schäden. Metformin ist das Mittel der Wahl bei DM 2, dessen Anwendung unter Beachtung der Nierenfunktion erfolgt. Als Alternativen steht eine Reihe von neuen oralen Antidiabetika zur Verfügung. Bei Niereninsuffizienz ist die rechtzeitige Umstellung von oralen Antidiabetika auf die Insulinsubstitution erforderlich, wobei die möglichst normnahe Stoffwechseleinstellung das Therapieziel ist. Die häufig begleitende Hypertonie verlangt nach einer konsequenten Blutdrucksenkung, die entscheidend zur renalen Protektion sowie zur Reduktion der Mortalität infolge renaler und kardiovaskulärer Komplikationen beiträgt. Mittel der Wahl können ACE-Hemmer und AT1-Blocker sein, häufig sind antihypertensive Medikamentenkombinationen erforderlich.

Eine besondere Herausforderung stellt die antidiabetische Therapie bei terminal niereninsuffizienten Patienten dar, da deren gesteigertes Risiko zur Hypoglykämie eine Dosisanpassung der oralen Antidiabetika und der Insuline erfordert. Den Kontraindikationen bestimmter oraler Antidiabetika, sowie den vielfältigen Folgeerkrankungen des Nierenversagens (z. B. Funktionsstörungen des Pankreas und der Leber im urämischen Milieu, sekundärer Hyperparathyreoidismus, metabolische Azidose u. a.) muss Rechnung getragen werden. Langzeitstudien speziell zur Blutzuckerein-stellung bei niereninsuffizienten Patienten existieren nicht. Nach Eintritt der Dialyse-pflichtigkeit sollten die Therapieziele regelmäßig unter besonderer Beachtung auch der individuellen Prognose des Patienten festgelegt werden.

8.3 Diabetische Zystopathie / diabetische neurogene Blasenfunktionsstörungen

Sowohl die Speicher- als auch Entleerungsfunktion der Harnblase kann in unter-schiedlichen Formen im Sinne einer neurogenen Blasenfunktionsstörung beeinträch-tig werden. Die Prävalenz autonomer neuropathischer Blasenfunktionsstörungen wird mir 25 %–87 % beziffert. Die epidemiologischen Daten sind noch spärlich. Bei 40–80 % der symptomlosen Diabetiker fanden sich bereits pathologische urodyna-mische Befunde.

Die klassische diabetische Zystopathie ist hierbei durch eine abnehmende Sen-sibilität für den Blasenfüllungszustand sowie eine kontinuierliche Abnahme der Detrusorkontraktikität mit hoher Restharnbildung infolge des polyneuropathischen Sensibilitätsverlustes gekennzeichnet (Spätstadium).

Die im Frühstadium oftmals beobachtete Detrusorhyperaktivität wird als Folge einer reaktiven kompensatorischen Hypertrophie durch polyurische Volumenbelas-tung erklärt. Möglicher Kofaktor kann auch ein Insult sein (zerebrale Enthemmung der Blase), der in bis zu 76 % bei Diabetikern mittels MRT gefunden wurde.

Durch gezielte jährliche urologische Anamnese (Tagesmiktionsfrequenz, Qualität des Harndrangs, Veränderungen des Harnstrahls, Restharnempfinden, Harninkonti-nenz, Harnwegsinfektionsraten, Änderung der Stuhlgewohnheiten, Veränderungen in Bezug auf das Sexualleben und Medikamentenanamnese) kann der Hausarzt Hin-weise auf urologische Funktionsstörungen erhalten und – sofern erforderlich – die weitere Abklärung von urologischen Funktionsstörungen beim Urologen veranlassen.

Bei einer chronischen Harnretention mit pathologischen Restharnwerten wird in erster Linie der intermittierende Selbstkatheterismus in Betracht kommen, bei De-trusorhyperaktivität eine anticholinerge Therapie unter regelmäßiger Restharnkon-trolle. Sollte die Detrusordämpfung zur Harnretention führen, ist auch hier der ISK ggfls. ratsam. In ausgewählten Fällen kann die Neuromodulation als minimalinvasi-ves Therapieverfahren hilfreich sein. Sofern auf eine Harnableitung durch Dauerka-theter zum Schutz des oberen Harntraktes nicht verzichtet werden kann, sollte der suprapubische Blasenkatheter dem transurethralen Verweilkatheter vorgezogen wer-den.

8.4 Sexualfunktionsstörungen bei Diabetikern und Diabetikerinnen

Der Diabetes mellitus führt vor allem durch Mikroangiopathie und Neuropathie zu Einschränkungen der Sexualfunktion mit der Folge einer erektilen Dysfunktion (ED) und Ejakulationsstörungen beim Mann. Nicht selten ist die ED das Leitsymptom der Erstmanifestation des DM. Der männliche Hypogonadimus als Ausdruck des Testosteronmangels ist mit einer Inzidenz von 25–40 % bei Patienten mit DM 2 deutlich erhöht. Die Genese der ED ist beim Diabetiker meist multifaktoriell: Vaskulär, neuropathisch, hormonell, psychogen und medikamentös. Beim Typ-1-Diabetiker stehen die Neuropathien aufgrund der langen Krankheitsdauer im Vordergrund. Beim Typ-2-Diabetiker sind vorrangig vaskuläre Probleme, Hypogonadismus und erst im weiteren Verlauf die Neuropathien ursächlich.

In Anbetracht der hohen Prävalenz von Sexualfunktionsstörungen bei DM sollten Patienten gezielt nach Beeinträchtigungen befragt werden, aber auch nach prädisponierenden Faktoren, wie neurologischen Erkrankungen, Operationen im kleinen Becken. Klinischer Befund, Hormonstatus, Sonographie und Schwellkörper-Injektionstest (SKIT) sind wichtige Elemente der Diagnostik.

Das Therapiespektrum umfasst die Hormonsubstitution, die psychologische Beratung, die Anwendung von PDE-5-Hemmern, die Schwellkörper-Autoinjektionstherapie (SKAT), bis hin zur Versorgung mit hydraulischen Schwellkörperimplantaten („Penisprothesen"). Bei Ejakulationsstörungen und Kinderwunsch können alpha-Sympathomimetika oder auch eine Vibrostimulation hilfreich sein.

Daten zur Vorbeugung einer ED bei DM gibt es nicht. Die optimale Einstellung des DM ist essentiel ($HbA_{1c} \leq 6,5 \%$), um vaskuläre und neuropathische Komplikationen zu vermeiden.

Im Gegensatz zu Männern brachte bislang die medizinische Forschung den weiblichen diabetogenen Störungen der Sexualfunktionen (female sexual dysfunction, FSD) weit weniger Aufmerksamkeit entgegen. Die Definitionen dieser Störungen sind gegenwärtig einem Wandel unterworfen und im Kontext von FSD ist die Bedeutung von Dystress/Belastungsfaktoren Gegenstand intensiver Diskussionen. In zahlreichen Studien wurde versucht, die einzelnen Belastungsfaktoren und deren Auswirkungen auf die weiblichen Sexualfunktionen bei DM herauszuarbeiten. Wie bei allen anderen diabetogenen organischen Dysfunktionen nimmt auch bei der FSD die mikrovaskuläre Schädigung eine zentrale Stellung ein.

Aktuell existieren noch keine allgemein anerkannten Leitlinien zur Therapie der FSD bei Diabetikerinnen. Auf Grund der Komplexität der FSD bei DM sollte eine multimodale, holistische Therapie inklusive psychologischer und pharmakologischer Behandlung angestrebt werden. Eine alleinige Pharmakotherapie ohne psychosoziale Mitbetreuung hat sich als wenig erfolgreich herausgestellt. Ein möglichst frühzeitiger Behandlungsbeginn begünstigt den Erfolg. Einen zentralen Stellenwert hat erneut die sorgfältige Einstellung des Blutzuckerwertes. Gebräuchlich ist die topische Anwendung von Östrogenen unter Beachtung von Kontraindikationen. Viele weitere pharmakologische Therapieansätze sind weder durch Studien abgesichert noch für den Einsatz bei FSD zugelassen, so dass deren Anwendung stets eine individuelle Entscheidung nach eingehender Beratung und Aufklärung ist. Die psychologischen Folgen bei diabetogener FSD und der daraus entstehende Leidensdruck darf abschließend nicht unterschätzt werden.

8.5 Urologische Operationen bei Diabetes

Immer häufiger wird die Indikation zu diversen chirurgischen Eingriffen bei Diabetikern gestellt. Die Besonderheiten dieses Patientenklientels bei der OP-Vorbereitung, dem perioperativen Monitoring (u. a. enge Kooperation zwischen Anästhesist, Internist und urologischem Operateur), einschließlich des erhöhten Infektionsrisikos insbesondere bei offen chirurgischen Eingriffen, sowie die Pro und Contra der perioperativen Infektionsprophylaxe sind in der Vergangenheit umfänglich beschrieben worden.

Die chronische Balanoposthitis und Phimose bei Erwachsenen ist eine typische Diabeteskomplikation, die der chirurgischen Sanierung mittels Zirkumzision in Lokalanästhesie bedarf. Wundheilungsstörungen des Genitale sind hiernach bei Diabetikern nicht ungewöhnlich.

Abgesehen von den Diabetes-spezifischen perioperativen Maßnahmen, folgen die operativen Eingriffe am oberen und unteren Harntrakt den gleichen Maßstäben wie bei Nicht-Diabetikern, wobei besonders auf kurze Operationszeiten geachtet und bevorzugt mit minimal invasiven endoskopischen/laparaskopischen Techniken, ggfls. in spezialisierten Zentren, gearbeitet werden sollte.

Eine besondere Stellung nimmt die Implantatchirurgie zur Wiederherstellung der erektilen Funktion (Penisimplantate) und der Harnkontinenz (alloplastischer artifizieller Sphinkter) beim Diabetiker ein, wenn konservative oder andere chirurgischen Methoden zuvor versagt haben. Die durch den Diabetes mellitus beeinträchtigte Homöostase des Gewebes, das Risiko für Wundheilungsstörungen und Infektionen verlangen eine besonders strenge Indikationsstellung, kurze und atraumatische Operationstechnik und eine enge Nachsorge, um drohende Komplikationen rechtzeitig zu erkennen.

Grundsätzlich sind auch alle großen urologischen Eingriffe, wie die radikale Zystektomie und die Darmersatzblase bei Diabetikern möglich, wenngleich mit einer höheren postoperativen Komplikationsrate und Mortalität gerechnet werden muss.

8.6 Harnwegsinfektionen bei Diabetes mellitus

Bleibt der DM unentdeckt und unbehandelt, können sich Schäden in zahlreichen Organsystemen entwickeln. Typische Folge eines länger bestehenden Diabetes mellitus ist eine verschlechterte Immunabwehr. Verschiedene Typen der Harnwegsinfektion (HWI) werden nach ihrem klinischen Erscheinungsbild definiert und bestimmten Personengruppen zugeordnet: Asymptomatische Bakteriurie, unkomplizierte HWI, komplizierte HWI, untere HWI, obere HWI, rezidivierende HWI, Katheter assoziierte HWI. Das Risiko eine HWI zu erleiden ist bei Diabetikern generell erhöht und nach Atemwegsinfektionen der nächst häufigste Grund für stationäre Therapien. Als eigenständiger pathogenetischer Risikofaktor scheint die Glukosurie eher nicht in Betracht zu kommen, von Bedeutung sind aber Störungen der zellulären Immunität, Blasenfunktionsstörungen und eine veränderte Erregervirulenz. Uneinheitlich ist die Studienlage bezüglich der pathogenetischen Bedeutung der iatrogenen Glukosurie für die Entstehung von HWI nach der Gabe von Natrium/Glukose-Cotransporter Typ-2-Hemmern (SGLT-2-Hemmer).

Die Diagnostik wird in Basisdiagnostik und erweiterte Diagnostik unterteilt, im Kontext zu bestimmten Patientengruppen gemäß den Leitlinien definiert und in ihrer Wertigkeit und Aussagekraft beschrieben.

In die Therapieentscheidung fließen der Infektionsort (unterer/oberer Harntrakt), der Infektionstyp (unkomplizierte oder komplizierte Harnwegsinfektion) und das Risikoprofil des betroffenen Patienten ein. Auch bei Diabetikern bedürfen asymptomatische Bakteriurien keiner Therapie, außer es besteht Schwangerschaft oder ein urologischer Eingriff ist geplant. Für die Auswahl des Antibiotikums ist bei kalkulierter Therapie die Kenntnis der lokalen Keimsituation mit Virulenz und Resistenz mit entscheidend, komplizierte HWI können je nach Dringlichkeit kalkuliert antherapiert und gemäß dem Ergebnis der mikrobiologischen Diagnostik und der Empfindlichkeitstestung behandelt werden. Schwere Infektionen bedürfen meist der intravenösen antibiotischen Therapie im Krankenhaus, da begleitend die diabetische Stoffwechsellage außer Kontrolle geraten sein kann. Empfehlungen zur HWI-Prophylaxe bei DM sind nur begrenzt evidenzbasiert.

Liegt eine diabetogene neurogene Blasenfunktionsstörung vor, ist im Falle einer HWI von einer komplizierten Harnwegsinfektion auszugehen.

8.7 Fallstricke in der Therapie des Diabetes

Die antidiabetische Therapie ist heute von einer Individualisierung gekennzeichnet, was eine größere Beachtung von Kontraindikationen und Nebenwirkungen der einzelnen Medikamentenklassen erfordert. Die strikte einheitliche Senkung des Verlaufsparameters HbA_{1c} ist einer individuellen Zielwertvereinbarung für den HbA_{1c} gewichen, bei der individuelle Faktoren wie Alter und Begleiterkrankungen eine

Rolle spielen. Grundlage der Therapie ist eine Lebensstilmodifikation mit Patientenschulung, Ernährungstherapie, Steigerung der körperlichen Aktivität und ggfls. Raucherentwöhnung. Medikamentöse Therapie der ersten Wahl ist Metformin. Sollte eine Therapie mit Metformin nicht möglich sein oder nicht ausreichen, stehen u. a. die Inkretine (Dipeptidylpeptidase-4 Inhibitoren [DPP-4 Inhibitoren], Glucagon-like-peptide-1 Analoga [GLP-1 Analoga]), die Natrium/Glukose-Cotransporter Typ-2-Hemmer (SGLT-2 Inhibitoren) und Insulin in all seinen Varianten als Therapieoptionen zur Verfügung. Diese können unter Beachtung der Kontraindikationen je nach den individuellen Bedürfnissen des Patienten eingesetzt werden.

Sulfonylharnstoffe haben in Folge der neuen oralen Antidiabetika mit geringerem Risiko für langanhaltende Hypoglykämien an Bedeutung verloren. Gleiches gilt auch für die Therapie mit Acarbose, Glitazone und Gliniden.

Die klassischen Medikationen in der Urologie/Neuro-Urologie, wie Anticholinergika, Antibiotika, PDE-5-Hemmer, uro-selektive alpha-Blocker etc. führen bei gleichzeitiger Anwendung mit modernen oralen Antidiabetika in der Regel zu keinen klinisch relevanten Interaktionen. Vorsicht ist geboten bei der gleichzeitigen Anwendung von Trimethoprim und Metformin, insbesondere bei eingeschränkter Nierenfunktion, da Trimethoprim die AUC von Metformin um 37 % und Cmax um 38 % erhöht. Deshalb ist eine Kontrolle der Nierenfunktion und ggfls. eine Dosisanpassung von Metformin erforderlich.

Stichwortverzeichnis